AF317081

ÉTUDES CLINIQUES

LA GRIPPE

ET

LA PNEUMONIE GRIPPALE

Paris. — Typ. Morris et Comp;, rue Amelot, 64.

ÉTUDES CLINIQUES

LA GRIPPE

ET

LA PNEUMONIE GRIPPALE

PAR

LE D' JULES DAVASSE

MÉDECIN DU BUREAU DE BIENFAISANCE DU TROISIÈME ARRONDISSEMENT,
CHEVALIER DE LA LÉGION D'HONNEUR.

PARIS

CHEZ J. B. BAILLIÈRE ET FILS

LIBRAIRES DE L'ACADÉMIE IMPÉRIALE DE MÉDECINE
Rue Hautefeuille, 19

1858

BIBLIOTHÈQUE

ÉTUDES CLINIQUES

LA GRIPPE

ET

LA PNEUMONIE GRIPPALE

INTRODUCTION

Chaque année le retour de la mauvaise saison nous ramène son cortége accoutumé de rhumes, maux de gorge, pleurésies, catarrhes et fluxions de poitrine ; mais ce n'est qu'à de rares intervalles que survient un état épidémique pareil à celui qui a sévi à Paris en 1858.

En l'absence, — au moins à notre connaissance jusqu'à ce jour, — de tous renseignements fournis par les autres organes de la presse médicale, nous avons pensé qu'un rapide coup d'œil jeté sur ce qu'il nous a été donné d'observer, dans notre sphère restreinte, de l'épidémie régnante, ne manquerait pas d'opportunité et peut-être d'intérêt. A nos lecteurs, appelés comme nous aux devoirs et aux enseignements qui ressortent de la pratique, de compléter cette simple esquisse, dont certains motifs urgents, exposés dans le cours de ce travail, nous feront pardonner, croyons-nous, la hâte et l'imperfection.

CHAPITRE PREMIER

DESCRIPTION

I

Nous parlons d'*épidémie*, et tout d'abord une question se présente.

Les nombreuses affections des voies respiratoires qui ont fait explosion sous l'influence ou à la suite des brouillards intenses et prolongés du mois de décembre dernier, à Paris, ne sont-elles pas simplement les effets d'une *constitution médicale* en rapport avec la manière d'être de l'atmosphère? Pour répondre à cette question, il suffit de remarquer, d'une part, que les maladies sporadiques ou endémiques ordinaires n'ont point reçu l'empreinte commune ou la physionomie spéciale de cette constitution; et d'autre part, qu'il s'agit bien d'une maladie accidentelle, remarquable par le nombre très-considérable des personnes atteintes, et par son type nettement accusé et toujours fidèlement représenté, au moins d'une manière générale, dans chacune de ses manifestations locales les plus variées.

Un des traits les plus saillants de la maladie épidémique dont nous avons à nous occuper consiste dans la variété de ses affections. Et par ce mot *affections*, que l'on emploie ordinairement d'une manière si banale et si vague en médecine, nous entendons simplement les lieux affectés. Le mal peut affecter, en effet, une région quelconque de l'appareil respiratoire, se borner aux fosses nasales ou au voile du palais, au pharynx ou à la trachée, aux bronches ou aux poumons; soit atteindre d'emblée, soit parcourir successivement toutes ces parties, tantôt sous la forme d'une fluxion passagère, d'autres fois sous la forme d'une inflammation plus arrêtée.

Quelle dénomination appliquer à cet état morbide dont les

localisations sont parfois si multiples? Pour les organiciens so-
lidistes, ce sera une irritation des muqueuses, peut-être une
rhinite, ou une amygdalite, ou une trachéite ou même une
pneumonite; pour les organiciens humoristes, une humeur
catarrhale troublant l'économie, un grand empoisonnement du
sang, une hémite. Mais ces dénominations systématiques sont
erronnées ou insuffisantes; et de plus elles ont le tort commun
de ne pas distinguer essentiellement la maladie de toutes les
altérations, en apparence semblables, dont l'arbre aérien peut
être affecté.

Que l'on ne croie pas que cette distinction soit une pure con-
ception de nosologiste, sans portée pour la pratique. L'expérience apprend, au contraire, que le même traitement ne saurait être appliqué sans danger, comme nous le verrons, à des
lésions qui, malgré leur communauté de siége, relèvent d'états
morbides bien distincts.

Pour nous, nous trouvons dans la tradition un nom consacré
par l'usage, et qui, sans rien préjuger sur le siége, le nombre
ou la nature des lésions, ne manque pas cependant de pitto-
resque ou d'originalité. Nous l'acceptons.

Le mot GRIPPE paraît avoir été employé à l'époque de Sau-
vages. Avant lui divers médecins, Sennert, Willis, Ettmüller,
Sydenham, Schenkius, Rivière, Loew, avaient décrit plusieurs
épidémies sous le titre de *fièvre catarrhale épidémique*. A
Paris, en 1733, le peuple lui donna le nom de *follette*; à Nîmes,
d'après Razoux, celui de *barraquette, petite poste, petit cour-*
rier. En l'an IX, elle fut généralement désignée sous le nom
de *cocote*, à cause de l'ophthalmie concomittante qui attaquait
les deux yeux, soit simultanément, soit successivement.

Les dernières épidémies de grippe ont été observées en France
par périodes décennales. Elles datent des hivers de 1837-38
et de 1846-47. Celle dont il est mention en ce moment prend
son rang en 1857-58 (1).

(1) De décembre 1857 à avril 1858.

 GRIPPE

II

En comparant les descriptions qui nous ont été léguées par les auteurs avec les faits qu'il nous a été donné d'étudier depuis environ six semaines, nous trouvons l'analogie la plus frappante sous le rapport des divers phénomènes de la maladie.

C'est d'abord un caractère d'*universalité* remarquable. A Paris, nous voyons en ce moment le plus grand nombre des familles atteintes, d'une manière peu grave, il est vrai ; mais il n'est presque personne qui ne ressente, à un degré quelconque, l'influence de l'épidémie.

Un second caractère essentiel de la maladie est de ne point rester bornée à une contrée climatérique, et de s'étendre rapidement à un grand nombre de villes et de populations. C'est ce qui arrive en ce moment.

Le caractère *contagieux* de la grippe a été mis hors de doute pour nous par des faits qui nous ont permis de suivre pas à pas la migration de la maladie chez les personnes d'une même famille toutes successivement affectées, de sorte que, lorsque le mal fait invasion dans une maison, il ne s'épuise souvent que faute de victimes ; et de ce foyer, nous l'avons vu aussi transporté dans d'autres familles au milieu desquelles il prenait, en quelque sorte, droit de domicile à son tour.

Enfin un dernier caractère non moins essentiel de l'épidémie, c'est, comme nous l'avons indiqué tout à l'heure, une *variété singulière dans ses affections symptomatiques.* Chez l'un, la maladie présente l'apparence d'une véritable névralgie faciale, principalement autour des orbites, avec irradiations douloureuses vers le sommet de la tête, les muscles de la nuque et du cou, bouffissure des traits, étourdissements et vertiges. Chez un autre, c'est une angine légère sans tuméfaction sensible des amygdales, consistant surtout dans un état de rigidité du voile du palais et de constriction de la région cervicale. Chez la plupart, c'est un coryza avec un enchifrènement insupportable et suintement abondant d'un fluide séreux par les narines. D'autres sont pris tout à coup d'une sorte de chatouillement à la partie supérieure du larynx, avec raucité de la voix, sentiment de chaleur derrière le sternum, toux fréquente, sèche, sibilante, quinteuse, presque incessante. On voit aussi des cas de péripneumonie très-variables sous le rapport du siége et de l'étendue, se manifestant d'emblée ou consécutivement à l'une des affections que nous venons d'indiquer. Enfin, des affections douloureuses des muscles, des articulations et des glandes; des fluxions sur les paupières, les oreilles, les ganglions, les intestins, et des catarrhes même de l'utérus.

La variété presque infinie de ces affections, le caractère contagieux du mal et le nombre des personnes qui en éprouvent les atteintes expliquent suffisamment l'idée générale que l'on a attachée à la nature de la maladie sous le nom d'*influence*: nom qui fut celui de l'épidémie décrite par Huxham en 1743, et qui est encore adopté de nos jours par les médecins italiens.

III

Malgré la nuance infinie des lésions, quelles que soient les localisations de la maladie, il y a toujours un *cachet spécial* qui en trahit la nature, tant du côté des symptômes que du côté des affections.

Du côté des symptômes, c'est une prédominance marquée des phénomènes que l'on nomme généraux, dont l'intensité est le plus souvent sans aucun rapport avec les lésions locales. L'état fébrile, la courbature, la prostration des forces, l'affaissement subit de l'organisme, les troubles des phénomènes nerveux, tels que l'anxiété, l'insomnie, les douleurs erratiques, contrastent singulièrement avec l'insignifiance des altérations que l'on peut observer. Nous avons vu des malades avec un mal de gorge léger, sans gêne sensible de la déglutition, sans tuméfaction apparente des amygdales, pris d'un mouvement fébrile développé, se plaindre d'un abattement-indicible ; d'autres seulement, avec un peu de coryza ou de bronchite, accuser une anxiété ou une dyspnée considérables. Chez tous, en un mot, la plus grande disproportion entre les phénomènes généraux de la maladie et les symptômes particuliers aux lieux affectés.

Par rapport aux affections, l'épidémie actuelle de grippe nous présente, comme celles qui l'ont précédée, une grande superficialité, si l'on peut dire ainsi, dans l'ensemble des lésions. Rarement l'on observe une inflammation franche des tissus envahis. Nous avons pris soin d'examiner fréquemment l'arrière-gorge des malades, et nous n'avons guère rencontré une véritable tuméfaction de la membrane muqueuse tapissant l'isthme du gosier. Dans beaucoup de péripneumonies symptomatiques de la grippe, la percussion ne donne pas de matité bien évidente, et l'auscultation ne laisse pas percevoir le râle crépitant ou même le souffle si bien caractérisé de la pneumonie essentielle. Les altérations de tissu, souvent si superficielles dans la grippe, peuvent par cela même, à moins d'investigations attentives, échapper à l'attention. Elles ont en outre une grande mobilité, et on les voit, si on les suit de près, paraître et disparaître facilement et se représenter de nouveau, dans les points primitivement envahis, par poussées successives. Il est à remarquer que le travail morbide se répand avec une diffusion très-rapide d'une extrémité à l'autre des voies respiratoires et affecte quelquefois d'une manière presque subite toutes les parties importantes de cet appareil. En un mot la grippe imprime aux lésions qui la représentent un mode in-

flammatoire généralement superficiel, et plus souvent encore
elle se caractérise par une série de fluxions plus ou moins mobiles, diffuses et étendues.

La prédominance de l'état fébrile et nerveux d'une part, et
le caractère fluxionnaire des lésions d'autre part, n'avaient
point échappé au génie observateur des anciens, qui considé-
raient la maladie qui nous occupe comme une *fièvre catarrhale.*
Ainsi, dit Stoll, «la fièvre catarrhale, toujours identique au fond,
affecte d'ordinaire particulièrement quelque organe, selon l'organe que cette fièvre trouve chez chaque malade plus disposé
à la recevoir. »

IV

Sous le rapport de l'ensemble de ses caractères et de ses
évolutions, les cas assez nombreux de grippe que nous avons
étudiés, depuis le commencement de l'épidémie, peuvent se
réduire aux formes suivantes :

La forme *simple* ou *commune;*

La forme *grave* ou *pneumonie grippale ;*

La forme *maligne,* que nous ne citerons guère que pour
mémoire, un seul exemple, et encore douteux , s'étant présenté à notre observation.

V

La *forme simple* ou *commune*, à proprement dire *l'influenza*,
est généralement bénigne et légère, et bien connue de tout le
monde. Aussi nous contenterons-nous de la décrire très-som-
mairement.

Le mal s'annonce parfois par quelques préludes, généralement de courte durée : lassitude, inappétence, céphalalgie sus-

orbitaire, ou sous l'apparence, ainsi que je l'ai vu, d'un véritable accès névralgique de la face. Mais ordinairement l'invasion se fait avec brusquerie par une tension avec douleur gravative de la tête, éblouissements ou vertiges, bourdonnements d'oreilles, rougeur et larmoiement des yeux, éternuments répétés, enchifrènement de la pituitaire, ardeur de l'arrière-gorge et un peu de raucité de la voix : phénomènes accompagnés de frissonnements vagues, d'une lassitude générale avec accablement et d'un mouvement fébrile varié. Dès les premiers moments, une sérosité limpide s'écoule des fosses nasales, l'odorat est perdu, et des douleurs profondes, contusives ou lancinantes tiennent surtout les os des tempes, des pommettes et du maxillaire supérieur, la nuque ou même les oreilles. Les muscles du cou, comme ceux du pharynx, font éprouver une sensation de gêne et de rigidité, souvent de constriction plus ou moins pénible. Bientôt une toux quinteuse, aiguë, fatigante ébranle la poitrine des malades, mais elle se termine en général rapidement par une expectoration épaisse et visqueuse.

Dans les cas les plus légers, la fièvre très-modérée peut passer inaperçue; les malades continuent de vaquer à leurs occupations, mais avec un sentiment de malaise et de fatigue dont ils ne peuvent se rendre compte.

Dans d'autres cas, ils sont obligés de garder le lit, en proie à une courbature plus intense, à un abattement plus marqué. Ils éprouvent de l'agitation, et, la nuit, de l'insomnie. La fièvre cesse ou diminue le matin pour reprendre ou augmenter le soir. Dans quelques cas, c'est même le seul symptôme important; la maladie prend l'apparence d'une véritable fièvre éphémère.

Mais le plus souvent les phénomènes, du côté des fosses nasales et surtout de la poitrine, présentent plus d'acuité; il y a de l'oppression, de la dyspnée, une sensation de serrement à la base du thorax, et comme une barre transversale d'un hypochondre à l'autre ; de telle sorte qu'il semble aux malades qu'ils sont sur le point d'étouffer. Dans cet état, la percussion permet de constater la persistance de la sonoréité normale de la cage thoracique ; l'auscultation ne donne guère à entendre, dans ce cas, que quelques râles ronflants, sibilants ou muqueux.

Cette forme, qui présente des variétés nombreuses sous le rapport du nombre et de l'étendue des affections, de l'intensité des symptômes, dure, en général, de 36 à 48 heures, d'un demi-septenaire à un septenaire entier ; et se termine invariablement, après des rémissions et des recrudescences successives, par des sueurs douces et critiques, un herpès, une épistaxis, ou même sans crise apparente.

VI

La forme *commune - grave* ou *péripneumonie grippale* mérite surtout notre intérêt. Il est fort important de la bien connaître, car son début est assez insidieux et sa terminaison n'est que trop souvent funeste. C'est à cette forme qu'il faut rapporter le plus grand nombre de cas qui figurent dans la mortalité épidémique. En 1837, elle marqua surtout la fin de l'épidémie. Nous l'avons observée dans les premiers temps de la grippe actuelle, et au moment où nous écrivons ces lignes (1), nous savons qu'elle a déjà fait plus d'une victime ; elle sévit même dans toute sa rigueur.

La période prodromique est ordinairement plus longue et plus accusée que dans la forme précédente. Les malades sont pris de malaise général avec courbature, perte de l'appétit, étourdissements, agitation nocturne, horripilations légères, douleurs dans les articulations ; ils présentent bientôt un peu d'enchifrènement ou de mal de gorge et se mettent à tousser.

(1) Fin janvier 1858.

Cependant ces signes avant-coureurs ont une évolution assez irrégulière ; ils semblent se dissiper par moments pour augmenter ensuite. Les malades continuent encore de se livrer à leurs occupations ou à leurs habitudes, et les enfants à leurs jeux, jusqu'à ce que, après un temps variable, le concours des symptômes donne une certaine intensité à l'invasion de la maladie.

Cette invasion présente, au reste, deux variétés distinctes.

Dans l'une, que nous avons observée surtout chez les jeunes enfants, ceux-ci, après un temps variable pendant lequel on remarque de l'enchifrènement, des éternuments répétés, l'écoulement nasal, de la tristesse inaccoutumée, de la toux sèche avec ou sans raucité dans son timbre ; — sous l'influence de l'exposition à l'air ou de toute autre cause inaperçue,—sont pris *tout à coup*, avec un mouvement fébrile très-accusé, d'un état de dyspnée considérable. La respiration devient haletante, courte, bruyante, entrecoupée par une toux quinteuse, d'abord sèche, bientôt humide, toujours incessante. L'écoulement nasal se supprime brusquement ; les ailes du nez présentent de la sécheresse et se dilatent avec effort. Les yeux deviennent plus saillants, la face bouffie, le teint plombé ; les traits se *grippent* légèrement ; les sclérotiques ont perdu leur éclat, les lèvres leur coloration fraîche et vermeille. On voit ces enfants, tenus sur les genoux de leur mère, pencher la tête sur son sein et s'affaisser dans ses bras. En un mot, tout dans le visage et l'habitude extérieure de ces petits êtres, témoigne de l'invasion d'une maladie grave dont il importe au plus vite d'arrêter les progrès.

Dans l'autre variété, que nous avons observée particulièrement sur les adultes, l'invasion est plus insidieuse, et les accidents ne se développent que *peu à peu*. Les malades présentent tout d'abord comme un simple catarrhe bronchique plus ou moins intense ; il se développe un état général qui appelle seul l'attention de l'observateur. Il survient un abattement extrême des forces. La physionomie porte l'empreinte d'une sorte d'anxiété; elle peut être animée et vultueuse, quelquefois légèrement livide, rarement sub-ictérique. Une insomnie opiniâtre, la nuit, tourmente les malades; pendant la veille, ils éprouvent encore de l'agitation. Au reste, ils ne se plaignent que de la céphalalgie sus-orbitaire, des douleurs contusives dans le tronc et dans les membres, au voisinage des jointures, et de l'oppression générale de poitrine. La dyspnée est souvent intense, avec ou sans point de côté. La toux est fréquente. L'expectoration catarrhale se supprime, ou bien elle devient plus abondante et plus visqueuse, le plus souvent non colorée. La peau est chaude, le pouls plutôt mou et sans fréquence. La fièvre augmente sur le soir avec les quintes de toux. Dès les premiers temps, il semble que l'on peut négliger l'examen de la poitrine, et, du reste, les signes physiques, encore assez vagues, sont à peine ceux qui dénotent une bronchite aiguë.

Que l'invasion soit brusque ou lente, le désaccord entre les phénomènes généraux et locaux de la maladie, à son début, doit déjà tenir en garde le médecin prudent et éclairé; car, il est évident que l'incendie couve sous les cendres, prêt à éclater si l'art ne le prévient ou ne réussit à le contenir, et d'autant plus dangereux qu'il est plus caché.

Peu de temps, en effet, après les symptômes que nous venons d'indiquer, on peut percevoir par l'auscultation, quelquefois au sommet, plus souvent à la base de l'un des poumons, un affaiblissement, puis la disparition du murmure vésiculaire, rarement du *ronchus* crépitant, fin et sec, bien caractérisé; c'est plutôt un râle sous-crépitant, à bulles plus ou moins humides, disséminé par places et souvent mélangé de râles sonores, sibilants ou muqueux. Ces bruits anormaux, qui se substituent au murmure respiratoire, ne sont pas limités et fixes comme ceux de la pneumonie franche ou essentielle; ils sont très-fugaces et d'un instant à l'autre ils sont remplacés par un souffle bronchique, doux et voilé, mêlé de râles muqueux, qui peut disparaître à son tour aussi très-facilement. Quant à la percussion, elle ne présente rien de particulier.

En même temps, on observe de la rougeur générale de la langue, quelquefois des nausées, et il y a de la constipation ; mais dans beaucoup de cas, des déjections alvines, liquides et catarrhales, souvent mousseuses, et safranées.

L'évolution de cette forme de la grippe est assez peu régulière. Quelquefois l'état fébrile, surtout sous l'influence d'une médication appropriée, tombe brusquement, le troisième, le quatrième ou le cinquième jour de l'invasion, et les phénomènes locaux semblent disparaître comme par enchantement. Nous en avons vu chez trois enfants des exemples que nous rapporterons en leur place. Mais d'autres fois, les phénomènes généraux, après s'être apaisés un instant, éclatent de nouveau, et si l'on explore derechef l'état de la poitrine, on s'aperçoit de nouveaux points péripneumoniques survenus au voisinage des premiers, passer d'un poumon à l'autre, et remettre promptement le salut du malade en question : c'est ainsi que chez une dame de quarante-deux ans, à laquelle nous donnons en ce moment nos soins, et qui est encore atteinte de la manière la plus grave, l'affection catarrhale a, par poussées successives, envahi la presque totalité des deux poumons.

Quand la péripneumonie symptomatique de la grippe tend à la guérison, il se fait en général quelque mouvement critique qui la décide, tel que l'éruption vésiculeuse des lèvres, et particulièrement la sueur. On a noté aussi le flux de ventre, les epistaxis et les abcès, et souvent alors un amendement marqué et soutenu dans tous les symptômes.

Lorsque ces crises tardent à se montrer, et que l'amélioration n'est pas survenue d'une manière notable dans le milieu et surtout à la fin du premier septenaire, la solution de la maladie sera longue et laborieuse le plus souvent. Dans les cas les plus intenses, malgré des rémissions fréquentes, on voit une aggravation progressive : le facies s'altère et devient terne, l'abattement et la faiblesse sont considérables; c'est une véritable sidération. La respiration s'accélère, la dyspnée augmente, la langue se sèche, le pouls devient plus petit et même filiforme; quelques frissonnements surviennent au milieu d'un état de moiteur visqueuse. Il peut y avoir un léger délire, surtout la nuit. Les malades ne parlent qu'avec effort et lenteur; ils ne peuvent s'asseoir sur le lit, et leur position est des plus alarmantes. Si cet état persiste et s'aggrave encore, alors ils ne tardent pas à succomber, avec quelques signes généraux des fièvres graves et des signes locaux qui annoncent que l'inflammation pulmonaire passe à l'état d'hépatisation grise, soit dans tout un lobe, soit par noyaux disséminés, comme on l'a observé dans l'épidémie de 1847.

VII

Existe-t-il une *forme maligne* de la grippe? Nous n'en avons observé qu'un exemple dans l'épidémie actuelle.

Les auteurs parlent de symptômes ataxo-adynamiques qui ont caractérisé certaines épidémies, telle que celle qui régna pendant l'hiver de 1729 dans presque toute l'Europe, et qui fut très-cruelle à Paris et à Londres; et encore celle de 1737, qui se fit ressentir surtout en Silésie, où elle exerça de grands ravages. Il est fort possible que l'on ait attribué, dans quelques circonstances, surtout dans l'épidémie de 1580, décrite par Forestus et Sennert, à une fièvre catarrhale des symptômes dus à la fièvre typhoïde ou au typhus; mais dans la plupart des autres épidémies, la relation nette et précise des symptômes et des lésions spécifiques de la grippe ne permet pas de rapporter à un autre état morbide les phénomènes d'ataxie et de malignité présentés dans quelques cas par cette dernière maladie.

Au reste, ces mêmes phénomènes ont été observés par les

BIBLIOTHÈQUE

contemporains, en particulier par **MM.** Grisolles (1) et Nonat(2), qui virent succomber, en 1837, un grand nombre de malades à la suite de péripneumonies grippales à forme maligne.

Cette forme de la grippe existe donc. Mais nous manquons jusqu'ici de documents suffisants pour en établir la description clinique d'après notre propre expérience.

VIII

L'étude sommaire que nous venons de faire des différentes évolutions et formes de la grippe, ne nous a point permis de nous arrêter à quelques-uns des signes les plus importants dont nous devons nous occuper dans le résumé du tableau *séméiotique* de la maladie.

A. — Quant aux *caractères généraux* de la grippe, rappelons seulement ici :

Le caractère *pérégrinant*,

    —   d'*universalité*,

    —   et *de contagion*,

sur lesquels nous n'avons pas besoin de revenir.

B. — Relativement aux *symptômes*, nous devons mentionner comme signes de quelque valeur dans la grippe :

La prédominance de l'état général et surtout de l'état nerveux; soit le mouvement fébrile, l'*abattement des forces* et l'agitation, la courbature, l'insomnie, l'anxiété et l'oppression, souvent aussi l'*état de sidération*, qui coexistent avec les altérations même les plus insignifiantes. Ces symptômes, et particulièrement l'*insomnie persistante*, ne manquent pour ainsi dire jamais.

Le *type rémittent de l'état fébrile*, dont la rémission a lieu

(1) *Traité de la Pneumonie.*
(2) *Archives de Médecine,* 1857.

le matin, et l'exacerbation avec *frissons vagues*, légers, répétés surtout le soir et la nuit, et suivis de *sueurs fugaces*.

La *mollesse* et souvent l'*irrégularité du pouls*.

Les *douleurs névralgiques* soit dans la face, à la tête, entre les épaules, le long des espaces intercostaux ou du rachis, ou même dans les membres. Les malades se plaignent surtout lorsqu'il existe du coryza, ce qui est le plus habituel, de sensations intolérables particulièrement dans la région sus-maxillaire. Deux dames, auxquelles je donnais en même temps des soins, comparaient ces sensations douloureuses à celles que pourraient occasionner ; — l'une d'elles, le passage d'une roue de voiture, — l'autre, la pression énergique et continue d'un talon de botte sur ces parties.

La *constriction des muscles du cou* et de l'*isthme du gosier*, plutôt qu'une véritable dysphagie.

L'*ardeur derrière le sternum*.

La *gêne précordiale* et la *dyspnée avec étouffement*.

L'*enchifrènement* et les *éternuments* répétés.

La *toux* fréquente, *quinteuse*, ébranlante, retentissant très-douloureusement dans la tête ; d'abord sèche, devenant rapidement humide, et s'accompagnant alors d'une expectoration abondante, grasse et visqueuse, muqueuse et blanchâtre.

Les phénomènes *gastro-intestinaux*...

C.) Sous le rapport des *lésions*, il faut signaler *la multiplicité et la variété de siége*. En premier lieu, les fosses nasales et leurs dépendances, le voile du palais, la trachée et les bronches. Le parenchyme pulmonaire est parfois, suivant la période épidémique, fréquemment envahi. On a signalé encore, dans d'autres circonstances, des lésions du côté des plèvres, des parotides, des oreilles, des yeux, de l'utérus et des intestins.

La *mobilité* et la *diffusion*, soit de l'état inflammatoire superficiellement disséminé, passant rarement à la suppuration ou au diphthéritisme, excepté dans quelques péripneumonies mali-

gnes ou simplement graves; soit des fluxions se manifestant en
quelque sorte par bouffées successives et fugaces.

L'élément catarrhal de toutes les lésions grippales, qui consiste surtout dans le trouble dominant des diverses sécrétions
des membranes ou des parenchymes altérés.

D.) Sous le rapport des *affections* symptomatiques de la
grippe (coryza, angines, catarrhe bronchique, névralgies, ar-
throdynies, myodynies, otites, ophthalmies, etc., etc., dont il
est inutile de préciser les signes particuliers), nous nous con-
tenterons d'insister sur l'affection la plus importante, soit la
pneumonie grippale.

IX

Cette affection — la *pneumonie grippale,* — n'est point une
forme ou une variété de la fluxion de poitrine ordinaire et
franche, dont elle diffère, ainsi que nous allons le montrer, à
tous les points de vue.

Son *invasion* est généralement celle de la grippe, insidieuse
et lente, *sans frisson initial,* comme l'avait remarqué Stoll en
parlant de la pleurésie rhumatismale, qui ne paraît être autre
chose que cette pneumonie dont nous parlons (1). Elle suc-
cède ordinairement au catarrhe bronchique, sans qu'aucun
signe bien évident annonce le plus souvent son apparition.
Même lorsqu'elle se manifeste d'emblée, et que l'on peut
soupçonner ou reconnaître sa présence, les altérations locales
sont encore équivoques ou peu caractérisées relativement à
l'intensité des phénomènes généraux.

Le *point de côté* manque habituellement. Sur 12 observations
nous ne l'avons encore noté que quatre fois; quand il existe,
il est étendu, occupe presque tout un côté de la poitrine, et
passe facilement d'une région à une autre.

(1) *Rat. Méd*, t. III, p. 40.

La *toux* reste quelquefois sèche et comme spasmodique, souvent humide, mais toujours quinteuse et très-pénible.

L'*expectoration* n'est que rarement rouillée, visqueuse et adhérente ; plus souvent elle est blanche, muqueuse, peu ou point aérée. L'expectoration peut aussi manquer pendant toute la durée de l'affection, quelle qu'en soit l'étendue.

La *dyspnée* est remarquable, et, comme l'avait déjà observé Lobstein (1), sans relation avec les altérations locales. Elle consiste dans un véritable étouffement, jusqu'à produire, suivant M. Nonat (1837), des accidents semi-asphyxiques. Dans plusieurs faits que nous observons en ce moment, elle donne à la peau, surtout de la face, une teinte légèrement livide.

Le *râle crépitant* sec et bien caractérisé fait généralement défaut ; c'est plutôt un *ronchus* sous-crépitant, mêlé aux râles sibilant et muqueux de la bronchite.

Le *souffle tubaire* est loin d'être manifeste dans la plupart des cas. Quand il existe, il est voilé et mêlé de râles muqueux. Il peut être aussi disséminé dans une grande partie de la poitrine, comme dans la pneumonie lobulaire. Il peut aussi paraître et disparaître facilement.

L'*absence de râle crépitant de retour*. Même le souffle bronchique, lorsqu'il existe, est en général remplacé sans transition par le murmure vésiculaire affaibli et voilé par des râles sonores divers (2).

La *matité* est souvent, et d'une manière relative, peu prononcée ; elle peut aussi ne point être perçue, surtout au commencement.

Le *pouls* est encore beaucoup plus *mou* que celui de la pneumonie essentielle, dépressible, sans résistance, souvent même petit et irrégulier ; point très-fréquent.

Il faut ajouter à ces signes les caractères généraux de la

(1) *Arch. méd. de Strasbourg.*
(2) Tous ces faits, fournis par l'auscultation de la poitrine, ont été parfaitement exposés dans un travail de M. Landau, inséré dans les *Archives de Médecine*, t. XIII, 1837, et dans la thèse inaugurale de M. Lamaëstre, Paris, 1848

grippe, savoir : l'*abattement*, lequel, dans la forme grave, est *extrême*, l'*insomnie opiniâtre*, l'*agitation*, l'*anxiété*, la *céphalalgie aiguë*, le *facies légèrement grippé*, les *rémissions* et les *recrudescences fébriles*, et les *phénomènes gastro-intestinaux*, dont nous avons déjà parlé à propos de la description générale de la maladie.

En outre, le *sang tiré de la veine* a présenté, dans toutes les épidémies, un caillot mou, nageant dans le sérum, avec une couenne insignifiante et comme œdémateuse.

Enfin, la *nature de la lésion*, révélée par les autopsies, et qui consiste dans un état d'*engouement* plus ou moins général d'un ou des deux poumons, au milieu desquels on peut trouver un lobe entier, ou des noyaux lobulaires multiples, isolés, friables, en voie d'hépatisation rouge ou grise. Il est remarquable que les exemples que l'on a voulu donner du premier degré de la pneumonie franche appartiennent particulièrement aux altérations symptomatiques de la grippe, dont ils sont en quelque sorte l'expression spécifique.

On voit, d'après l'*ensemble de ces signes*, combien l'affection broncho-pulmonaire de la grippe diffère essentiellement de la pneumonie ordinaire, et combien grave est l'erreur des organiciens, qui confondent sous un même nom ces deux états morbides aussi distincts.

X

Quant à la *valeur pronostique* des signes de la grippe, et en particulier de la pneumonie grippale :

La grippe, même simple, qui se greffe sur l'emphysème et le catarrhe chronique, sur la phthisie, et en général chez les sujets atteints de quelque affection chronique des voies respiraoires, devient facilement très-grave.

Chez les vieillards et chez les jeunes enfants elle peut être rapidement mortelle.

Une attaque de grippe, surtout si elle est violente, peut servir d'incubation à une autre maladie, en particulier à la phthisie pulmonaire.

La *pneumonie grippale* est en général une affection sérieuse, mais qui guérit aussi parfois en peu de jours.

L'absence de point de côté ou d'expectoration, la petitesse du pouls et les phénomènes gastro-intestinaux sont ici des phénomènes sans valeur.

L'expectoration sanguinolente n'ajoute rien à la gravité de la maladie. L'abondance de l'expectoration, quand elle est considérable et surtout difficile, doit être, au contraire, prise en considération.

La dyspnée excessive est un signe souvent fâcheux.

L'étendue de la lésion est très-importante. Quand elle s'étend peu à peu, par poussées successives, la maladie sera longue. Si elle persiste, en passant d'un poumon à l'autre, cela est mauvais.

La bénignité apparente de la maladie au début, avec une lésion qui se développe successivement, est trompeuse.

L'abattement extrême et la faiblesse croissante des malades, surtout l'état de sidération progressive, sont des signes graves.

L'absence de crises ou de tendances salutaires à la fin du premier septénaire doit inspirer des craintes légitimes.

Enfin, après cette époque, l'altération des traits, l'aspect terreux du visage, la sécheresse avec rougeur vive de la langue, les frissonnements répétés, l'irrégularité du pouls et l'anhélation, sont en général du plus fâcheux augure.

XI

La grippe survient quelquefois comme *complication inter-currente* à la traverse d'autres maladies aiguës. Pour ne parler ici que de l'épidémie régnante, M. Gendrin vient de signaler l'apparition des pneumonies à l'hôpital de la Pitié (1), sur des fièvres typhoïdes à leur période finale, et sur une variole grave en pleine convalescence, la malade n'étant point encore sortie de son lit. Dans un cas de notre pratique, une urticaire apyrétique générale a été brusquement interrompue au bout de deux jours par une grippe de forme commune intense, laquelle, quarante-huit heures après, a cédé tout à coup la place, avec le cortége de tous ses symptômes sans exception, à l'urticaire, qui a fait alors explosion avec une grande violence, et a duré près de huit jours.

En général, les personnes sujettes à l'asthme, aux catarrhes, à l'emphysème, ont vu leurs accès se réveiller avec plus ou moins d'intensité, sous l'influence épidémique; et ces états morbides ont présenté une très-grande réceptivité à l'invasion de la maladie.

Comme la rougeole, en particulier, qui entraîne si souvent après elle, à la suite de l'affection broncho-pulmonaire chez certains enfants, la tuberculisation de la poitrine, la grippe peut être suivie de la même dégénération. Nous avons vu au mois de décembre, chez un adulte bien développé, n'ayant jamais eu aucun symptôme même éloigné d'une affection de poitrine, mais adonné à tous les excès, une simple grippe, qui parut d'abord se localiser sur les fosses nasales et les bronches; mais bientôt, et après une congestion pulmonaire intense, il se déclara une hémoptysie aiguë qui se prolongea malgré tous nos

---

(1) *Gazette des Hôpitaux*, 26 janvier.

efforts; et nous acquîmes bientôt la preuve non équivoque d'un commencement de dégénération tuberculeuse dans les sommets des deux poumons.

XII

Même dans les cas très-légers, il est rare que les malades qui ont été atteints de la grippe, avant de reprendre leur santé première, ne passent point par une période de *convalescence*.

Dans la forme grave, la convalescence est longue et souvent pénible, très-exposée aux *recrudescences*, plus rarement aux *récidives*. Cette période du mal est encore insidieuse, surtout si la solution n'a pas été critique et nette. Les poumons conservent alors une grande tendance à quelques nouvelles poussées fluxionnaires : ce que l'état du pouls fait habituellement pressentir. Rarement, à la suite de la forme grave, les malades reprennent facilement leurs forces, leur appétit ou le sommeil. L'inappétence et l'insomnie persistent quelquefois même assez longtemps.

Parmi les *phénomènes consécutifs*, nous avons noté quelques douleurs vagues erratiques et mobiles, s'aggravant le soir et la nuit, siégeant soit vers la région lombaire, soit vers la partie inférieure des jambes. Dans deux cas, les malades ont présenté un catarrhe nasal séro-purulent. De même, un catarrhe utérin très-intense chez de jeunes filles exemptes jusque-là de cet accident.

XIII

Le mécanisme de la mort dans la grippe est généralement celui de l'asphyxie. L'étendue et la nature de la lésion pulmonaire ne permettant plus à l'air un accès suffisant dans les cellules engouées ou hépatisées, les rameaux bronchiques perdent leur contractilité, les muscles inspirateurs se paralysent, et l'acte vital de la respiration se trouve forcément interrompu.

XIV

Nous ne perdrons pas notre temps à l'inutile recherche de la *nature intime* ou de la *cause prochaine* de la grippe. Il n'y a que trop de divagations là-dessus.

Nous n'essayerons point encore, dans cet aperçu de médecine pratique pure, malgré l'intérêt qui pourrait en résulter, de discuter quelle est la place que la grippe doit occuper dans le cadre nosologique. Son essentialité, c'est-à-dire son unité et son indépendance de tout autre état morbide ressortent clairement de l'étude des symptômes et des signes que nous venons de rapporter.

Cependant, un seul mot à ce sujet.

L'organicisme enseigne que la grippe est une simple variété de bronchite, comme la pneumonie grippale est, pour cette même école, une simple forme de fluxion de poitrine ; et l'on ajoute que, lorsque grippe et pneumonie coexistent sur le même malade, c'est à titre de complication.

Nous affirmons hautement que c'est là une erreur insoutenable en théorie, et désastreuse au point de vue pratique.

1° En théorie. Sans doute, il y a le plus souvent, mais non toujours, une altération inflammatoire diffuse dans les bronches, — une bronchite dans la grippe, — comme il y a très-souvent aussi une bronchite dans la rougeole, dans la fièvre typhoïde, dans la coqueluche, dans l'asthme, dans le croup, dans la phthisie pulmonaire, dans la pneumonie franche, etc., mais cette affection, c'est-à-dire ces bronches affectées ne sont pas affectées de la même manière dans chacune de ces maladies dont elles sont une des expressions, et dont elles portent,

en quelque sorte, le cachet; et, par leurs caractères et leurs
évolutions, elles diffèrent entre elles, en particulier, autant
qu'elles diffèrent ensemble de la bronchite essentielle, c'est-à-
dire du rhume proprement dit.

En second lieu, la pneumonie de la grippe n'est point une
variété de la fluxion de poitrine essentielle ou franche. Phénomènes locaux et généraux, symptômes et lésions, marche et
génie, tout les distingue radicalement, nous l'avons démontré.

Enfin, la pneumonie dont nous parlons n'est pas une complication accidentelle de la grippe, c'est-à-dire une pneumonie
greffée par hasard sur une bronchite; cette affection naît, se
développe et meurt avec l'épidémie dont elle reflète, au plus
haut degré d'intensité, tous les caractères, et dont elle constitue, pour ainsi dire, à elle seule, toute la gravité.

Nosologiquement, qu'est-ce donc que la pneumonie grippale?

— Une affection propre à la grippe : —distincte de la pneumonie franche, — de la pneumonie catarrhale, — et du catarrhe suffocant proprement dit.

Mais il règne beaucoup de confusion sur ce sujet. Cette affection répond à la péripneumonie *pituiteuse* de L. Rivière, ou
encore à la pneumonie *catarrhale* de Huxham. Ettmuller, Valsalva, Morgagni, Lepecq de la Clôture la désignaient sous le nom
de fièvre, constitution ou épidémie catarrhale. Mais, d'un autre
côté, sous le terme de *peripneumonia notha* (Sydenham, Boerhaave), *spuria* (Stoll), *illegitima* (Borsieri), on a décrit également le même état morbide. Parmi les contemporains, les uns,
MM. Grisolle, Nonat, Landau, Lamaestre, appliquent indiffé-
remment aux pneumonies de la grippe ou à celles d'autres
maladies, accompagnées ou non de bronchite, le nom de pneumonies catarrhales. Les autres le réservent à une forme de la
pneumonie essentielle compliquée de catarrhe bronchique.
Enfin, les auteurs qui ont traité spécialement des maladies des
enfants confondent avec la bronchite dite capillaire, tandis

qu'ils en distinguent, sous le nom de catarrhe suffocant, la
fausse pneumonie de la grippe.

A.—La véritable lésion pulmonaire propre à la grippe, pour
nous, est l'état de congestion partielle ou généralisée du poumon, avec ou sans noyaux disséminés d'induration lobulaire
pouvant aller jusqu'à l'infiltration grise, dont il est alors facile
de faire suinter l'exhalation muco-purulente par la pression
à travers les derniers ramuscules bronchiques. — C'est l'affection que nous avons décrite : à proprement parler la *fausse
péripneumonie*.

B.—Indépendamment de cette lésion, les auteurs rapportent
encore dès exemples nombreux d'hépatisation lobaire, simple
ou double, accompagnée de catarrhe bronchique intense, que
l'on rencontre fréquemment pendant les épidémies de grippe.
C'est alors une forme de *pneumonie vraie, modifiée* par l'épidémie dont elle prend le cachet et dont elle offre les symptômes généraux. C'est à ces cas que l'on peut appliquer le
nom de pneumonie *catarrhale* si l'on veut conserver et définir
plus méthodiquement cette dénomination.

C.—Encore l'affection broncho-pulmonaire de la grippe peut-
elle entraîner rapidement l'asphyxie et la mort, sans que l'on
trouve ni de pneumonie lobaire, ni de noyaux d'induration ou
d'infiltration grise lobulaire. Cette nouvelle variété de lésion
est caractérisée par un état catarrhal généralisé des muqueuses
trachéale et bronchique, exhalation très-abondante de mucosités dans les conduits aériens, avec obstruction de ces conduits; sans que l'on trouve souvent autre chose dans le parenchyme pulmonaire qu'un engouement passif, semblable à
celui que l'on observe chez tous les malades qui succombent
par asphyxie. Cet état, que l'on désigne sous le nom de *catarrhe suffocant*, se rencontre chez les vieillards et parmi les
adultes, surtout chez les emphysémateux.

Mais ces dernières affections, seulement plus fréquentes sous l'influence épidémique de la grippe, ne lui appartiennent pas essentiellement. C'est la première seule, la fausse péripneumonie, que l'on peut regarder comme une expression symptomatique propre à cette maladie.

Nous avons donc quelques droits à faire rentrer l'affection broncho-pulmonaire, si commune en ce moment, dans son véritable domaine, à titre de forme naturelle et grave de la maladie.

2° *Au point de vue pratique*, la confusion est plus déplorable encore. Elle conduit logiquement, en effet, à appliquer à la grippe, et surtout à sa forme grave, le traitement ordinaire de la bronchite ou de la fluxion de poitrine franches; et nous verrons, au chapitre du traitement, combien cette conduite, semée d'écueils pour le médecin, est, pour les malades, [grosse de dangers.

CHAPITRE DEUXIÈME

—

XV

Avant d'aborder ce chapitre du traitement, il est une question préjudicielle, — d'une actualité assez urgente, — à résoudre.

La grippe peut-elle devenir mortelle ? En d'autres termes, et pour éviter toute équivoque, la pneumonie grippale, abandonnée à elle-même, peut-elle causer la mort ? En conséquence, est-il nécessaire de la traiter, ou convient-il de s'abstenir ?

Telle est la question que certains médecins vont s'adresser aujourd'hui. Ce qui se dit depuis quelque temps pour la pneumonie franche, ne va-t-on pas le faire en ce moment pour la pneumonie de la grippe ? Il faut que chacun soit fixé là-dessus.

Depuis une dizaine d'années, — c'est-à-dire depuis environ le temps que des observations nombreuses et décisives, dans un des grands hôpitaux de Paris, ont démontré l'efficacité de la méthode de Hahnemann, appliquée au traitement de la fluxion de poitrine, — les adversaires de cette méthode thérapeutique, oubliant tout à la fois les données de la tradition, les enseignements de l'expérience et les chiffres des statistiques, semblent n'avoir plus qu'une préoccupation : c'est celle d'établir la bénignité de la pneumonie, et partant l'illusion ou la vanité de tous les traitements. Pour mettre les succès de l'homœopathie sur le compte de l'expectation, certains médecins des hôpitaux ont voulu faire de l'expectation une méthode générale de traitement pour la pneumonie. L'un d'entre eux, par exemple, expérimentait, naguère encore, sur les malades (!) l'*arcanum duplicatum* (en bon français, la mie de pain). Mais nous pensons que, par une heureuse inconséquence, l'on employait aussi, au besoin, des moyens un peu plus sérieux. Quoi qu'il en soit, nous ne savons trop quelle a été la fortune de ces expérimentations hasardeuses, et, sous quelque forme que ce soit, le sort de l'expectation. Seulement, ce que nous savons bien, et ce qu'il faut regretter, c'est qu'un confrère estimable, médecin distingué des hôpitaux de Paris, ait payé, il y a près de deux ans (1), de sa vie une méprise aussi funeste. La pneumonie de la grippe se manifeste à peine cette année, et voilà que tout d'abord elle moissonne un autre savant et honorable médecin des hôpitaux! Ce dernier succombe (2), dans la maturité de l'âge, repoussant les soins intelligents et actifs de la science et de l'amitié, trop confiant, hélas! dans une expectation malheureuse...

S'il nous est permis de déplorer amèrement d'aussi tristes résultats, ne devons-nous pas élever hautement la voix pour contribuer, autant qu'il est en nous, à prévenir, dans les conjonctures présentes, de nouveaux regrets?

D'ailleurs, pour la grippe, l'histoire est là.

L'épidémie qui attaqua Nîmes en 1557, au rapport de Rivière, n'épargnait personne. La plupart des malades qui en étaient affectés succombaient le 4ᵉ, le 7ᵉ ou même le 14ᵉ jour. Pendant l'épidémie de 1658, décrite par Willis, les personnes faibles ou celles avancées en âge périrent pour la plupart. La grippe qui fit le tour de l'Europe en 1729 fut très-meurtrière, et à Londres, s'il faut s'en rapporter à Loew, il périt plus d'in-

---

(1) 24 avril 1856 (Sandras).
(2) janvier 1858 (Legendre).

dividus que durant la peste de 1665. En Silésie, en 1737, elle présenta également un caractère de malignité considérable. Huxham a fait remarquer que le catarrhe épidémique de 1742 et de 1743 eut une très-grande tendance à se convertir en péripneumonie. Sans parcourir davantage l'histoire des autres épidémies de grippe, que chacun peut compulser facilement, nous ajouterons seulement que les dernières qui ont régné en France ont fait aussi de nombreuses victimes. En 1837, M. Piorry (1) avoue qu'il a perdu *la moitié* de ses malades. M. Nonat, à la même époque, et beaucoup de médecins avec lui, virent succomber un très-grand nombre de personnes. Enfin, à Paris (1847), et surtout dans le midi de la France (1848), l'épidémie fut encore grave. « Dans une petite ville du Midi où je passais (janvier 1848), — rapporte le docteur Lamaëstre dans sa thèse (2), — un des médecins de l'endroit venait de perdre trois pneumoniques *dans la même maison*, et chacun dans l'espace de cinq à six jours. »

Non, certes! la pneumonie essentielle ou franche n'est point une maladie bénigne, ni la pneumonie grippale une affection légère se terminant spontanément et habituellement par la guérison. L'expectation est, dans ce cas, la plus désastreuse des conduites, et jusqu'ici la méthode de Hahnemann est, au contraire, la plus sûre des médications.

Dans la statistique des maladies qui ont été cause de décès dans le royaume de Belgique, pendant la période quinquennale de 1851 à 1855 inclusivement, d'après les documents officiels les plus récents, la grippe est comprise pour 1,199 personnes, et sans doute parmi les pneumonies (qui s'élèvent en bloc, pour la même période, à 19,194, c'est-à-dire à un vingtième de la mortalité générale) il faudrait en faire passer plus d'une sur le compte de la grippe épidémique. Enfin, en

(1) *Gazette médicale*, 1837.
(2) *Loc. cit.*, p. 45, 1848.

ce moment, la mortalité a de beaucoup augmenté depuis un mois à Paris (1) sous l'influence régnante.

En présence de telles conjonctures, nous devions protester contre ce scepticisme qui outrage la science et dont le résultat est l'abdication fatale de l'art.

XVI

Quant à ce qui regarde les *précautions hygiéniques*, tous les médecins sont d'accord pour déclarer que la cause instrumentale la plus ordinaire et la plus active du développement individuel de la grippe, en temps d'épidémie, c'est le refroidissement. Il est, sans doute, plus facile de signaler cette cause banale que de l'éviter dans le plus grand nombre des circonstances ; car s'il est, à la rigueur, possible à quelques rares privilégiés de se défendre contre les rigueurs de la mauvaise saison dans l'intérieur des habitations bien chauffées, il n'en est plus de même en plein air ; et là, personne n'échappe à l'influence qu'exerce nécessairement sur les voies respiratoires l'air froid ambiant. Redoubler de prudence et de précautions hygiéniques est uniquement, dans ce cas, ce que l'on peut conseiller.

Toutefois, ce n'est pas tout ; car, lorsque la grippe commence à se déclarer par quelques symptômes avant-coureurs, c'est alors que l'influence défavorable du refroidissement devient surtout importante et manifeste. Il est donc nécessaire, dans cet état de choses, d'avertir les malades des dangers auxquels ils s'exposent et qu'ils peuvent éviter. C'est pour n'avoir point obéi à ces avertissements qu'un grand nombre de personnes, prises d'abord de quelques préludes insignifiants en apparence, n'ont pas tardé à voir apparaître un cortége de

(1) Gendrin, *Gazette des Hôpitaux*, 26 janvier 1858.

symptômes beaucoup plus fâcheux, et surtout des péripneumonies qui se développent subitement en pareil cas. Aussitôt donc,
lorsque, pendant l'épidémie, on voit des malades se plaindre de
malaise, de quelques frissons erratiques, de prostration, d'inappétence, d'angine ou de coryza, la première et la plus urgente
de toutes les prescriptions est de les contraindre au séjour de
la chambre et au repos, et cela, avec d'autant plus de rigueur
que la bénignité des premiers symptômes semble moins les y
convier.

Souvent ces simples précautions suffisent pour dissiper rapidement le mal alors qu'il commence à paraître. Mais, le plus
ordinairement, il n'en est pas ainsi, et le médecin se trouve
appelé à combattre la maladie entièrement déclarée.

XVII

En dehors des précautions hygiéniques dont nous venons de
parler, existe-t-il un *moyen prophylactique* quelconque contre
la grippe? C'est ce que nous ignorons. Hartmann dit bien avoir
observé que, dans l'épidémie de 1833, le camphre, flairé à
plusieurs reprises dès les premiers signes de la maladie, par-
venait à la réprimer. « Mais, ajoute ce consciencieux médecin,
» au bout d'une couple de jours elle n'en apparaissait pas
» moins ; ce qui, toutefois, n'eut pas lieu dans une épidémie
» antérieure, où la première dilution de camphre se montra un
» remède souverain (1). »

De nouvelles observations, plus nombreuses et plus con-
cluantes, sont donc nécessaires pour établir l'efficacité du camphre , à titre prophylactique contre la grippe. Nous n'en
dirons pas davantage en attendant.

____

(1) HARTMANN, *Thérapeutique des Maladies aiguës*, t. I, p. 134.

XVIII

Il ne manque pas de traitements de fantaisie contre la grippe déclarée, et on le conçoit sans peine en songeant à la multiplicité des localisations que peut présenter cette maladie, et à l'arbitraire de la thérapeutique ordinaire opposée à chacun de ces accidents. Aussi l'histoire des épidémies antérieures nous donne moins des renseignements précis que des conjectures gratuites à ce sujet. En effet, les doctrines humorales et iatrochimiques qui régnaient dans les premiers temps où cette maladie a été reconnue et décrite, enchaînaient la matière médicale au joug des hypothèses. Partant de la supposition que la cause matérielle de la grippe résidait dans la pituite, et selon que, dans les opinions en vogue, le mal paraissait provenir d'une humeur épaissie, visqueuse, inerte ou insipide, ou qu'il naissait d'un liquide ténu, acrimonieux et caustique, portant la mortification dans les viscères sur lesquels il se déposait, on cherchait, par divers moyens, — à délayer et à évacuer, dans le premier cas, — à corriger, dans le second, la matière catarrhale morbifique. A ces indications conjecturales correspondaient nécessairement des médications non moins problématiques dans leurs effets, et qui se composaient d'évacuants, de délayants, de prétendus incisifs, de *légers* purgatifs, de *doux* alexipharmaques, etc., etc.

On s'étonne, en vérité, de rencontrer encore de telles médications en honneur dans la pratique vulgaire, et de voir des médecins s'obstiner à vouloir débarrasser, par des évacuations, l'arbre aérien ou les premières voies de l'humeur catarrhale et des saburres étrangères! Car c'est contre ces chimères que la thérapeutique est armée de pied en cap et s'escrime encore avec autant de vaillance que de ridicule aujourd'hui.

Pour nous, ayons au moins le bon sens de ne pas prendre des moulins à vent pour des indications.

XIX

Au reste, *dans la grippe de forme commune*, généralement bénigne, toutes les médications réussissent en général, — les vomitifs comme les cathartiques, les émollients comme les pectoraux, les lénitifs comme les calmants, — parce que la maladie tend d'elle-même à une solution favorable ; aussi, lorsqu'il n'y a pas d'autre nécessité d'intervention active, est-il peut-être plus sage de laisser à la nature le soin de la guérison, et de ne pas troubler d'une manière intempes ive, sa tendance à une terminaison critique. C'est dans ces cas qu'il faut se souvenir de l'adage : *Quò vergit natura eò ducendum.* Or, comme la sueur est, en général, la crise la plus ordinaire, c'est ce mouvement naturel de la maladie qu'il convient de seconder, et c'est alors la principale indication à remplir. Est-ce à dire pour cela, qu'il soit nécessaire de recourir à l'arsenal des moyens réputés sudorifiques, de couvrir les malades de couvertures, et de les condamner en quelque sorte, sous prétexte d'une indication légitime, à une transpiration forcée ? Ce serait une mauvaise pratique. Depuis longtemps l'on a reconnu l'abus et le danger de pareils moyens. Sydenham (1676) recommandait de ne pas allumer *cet incendie dans le sang*. Huxham (1743) avait observé qu'un « régime chaud, excitant, faisait dégénérer la maladie en péripneumonie intense, » etc. Il ne faut donc rien exagérer, même parmi les moyens qui semblent le mieux indiqués par la tendance critique de la maladie.

Sans doute, lorsqu'il ne s'agit que du repos et de quelques sueurs douces et modérées pour mettre fin à la maladi sieurs des moyens à l'usage de l

les infusions chaudes, dites pectorales, etc., s'offrent naturelle-
ment et peuvent être employés avec avantage ; mais, si une
indication spéciale se présente, ce n'est pas dans ces pratiques
routinières que l'on trouve les moyens de la remplir.

Plus que toute autre, la thérapeutique de Hahnemann est
riche en ressources pour répondre alors avec efficacité aux
indications tirées de la prédominance des affections symptomatiques.

La plus ordinaire de ces affections est le coryza avec son
cortége de symptômes névralgiques souvent intenses. — Lorsque l'enchifrènement est très-marqué, que les douleurs paraissent siéger surtout dans les os de la face, *mercurius vivus*
ou *solubilis* est un des premiers médicaments indiqués. — *Eu-
phrasia* est préférable quand le coryza s'accompagne de rougeur des yeux, larmoiement, agglutination le matin du bord
libre des paupières, etc.—*Chamomilla*, s'il y a d'abondantes
sécrétions nasales, et que les troubles généraux se révèlent
par de l'agitation douloureuse ou des phénomènes nerveux
bien accusés, etc., etc.

A l'angine, *belladona*, ou mieux encore *mercurius* s'il y a
stomatite coïncidente.

Si c'est l'otite ou l'otalgie qui prédomine, *pulsatilla*.

L'affaiblissement ou la raucité de la voix, avec sécheresse
de la gorge, grattement au larynx, tussicule fréquente, particulièrement *drosera*.

Suivant les indications particulières, la bronchite réclame :
bryonia pour la toux violente, humide, avec douleurs aux
attaches diaphragmatiques, sensation de barre à l'épigastre,
étouffement. — *Ipeca*, si les sécrétions catarrhales sont abondantes avec nausées ou vomituritions après la toux, déjections
alvines.—*Nux vomica* si, au contraire, la toux est sèche, con-
vulsive, ébranlante, avec chatouillement laryngé, douleur ou
seulement serrement épigastrique, céphalalgie intense, consti-

pation. — *Hyosciamus* ou *belladona*, quand elle prend le caractère spasmodique, quinteux, avec recrudescence nocturne, etc.

Quelques symptômes méritent souvent d'être pris en considération :

Les douleurs erratiques désignent *pulsatilla ;* — l'agitation, *rhus ;* — l'insomnie opiniâtre, *coffea.*

Pour les syndrômes :
L'état de prostration peut être amendé par *opium ;*
L'état fébrile, par *aconit, nux, chamomilla.*

Enfin, *dulcamara* est généralement indiqué lorsque l'influence du refroidissement sur l'invasion de la maladie ou sur la recrudescence de quelques symptômes est manifeste.

Avons-nous besoin de dire que le choix de l'un de ces médicaments doit dépendre toujours de l'ensemble des symptômes et de leur réciproque valeur ?

XX

Dans la *grippe de forme grave*, il est de la plus haute importance de bien saisir les indications, avec d'autant plus de soin que le génie pernicieux du mal est quelquefois fort difficile à préciser. Dès que l'on a reconnu, dans la congestion plus ou moins active, plus ou moins intense des poumons, l'une des principales sources du danger de la maladie, que convient-il aussitôt de lui opposer ?

L'expérience enseigne que le traitement ordinaire de la pneumonie réussit mal, appliqué à l'affection pulmonaire de la grippe.

Vier n'hésitait pas à attribuer à l'emploi de la saignée la *mortalité extraordinaire* observée à Rome pendant l'épi-

démie de 1580. La plupart des auteurs qui ont écrit sur les
épidémies vers le milieu du dix-huitième siècle (1734, 35,
36 et 37) rapportent que la saignée fut généralement nuisible.
Dans l'épidémie catarrhale de l'an IX, elle fut souvent funeste
aux malades. « La pneumonie catarrhale, dit Huxham pour
l'épidémie de 1743, ne doit pas être traitée comme la pneumonie franche : il faut, à la vérité, tirer une certaine quantité
de sang, tout au commencement, pour abattre la disposition
inflammatoire pressante ; mais si vous employez trop la lancette vous affaiblissez trop le malade et non la maladie (1). » La
même remarque a été faite par plusieurs de nos contemporains
qui ont avancé, non sans raison, que ce moyen jetait les malades dans l'affaissement, d'où il était difficile de les tirer ensuite. Les malades supportaient moins bien la saignée que
dans la pneumonie ordinaire, en 1837, suivant l'observation
de MM. Nonat, Grisolles, Landau, etc. Cependant, d'autres
auteurs conseillent la saignée au début de la maladie, et même
Macbride rapporte la *grande mortalité* qui se fit ressentir à
Londres, pendant la grippe de 1775, à la négligence que l'on
fit de la saignée pendant cette épidémie. Mais il est évident,
d'après ces témoignages contradictoires, que c'est là un moyen
fort chanceux, surtout si l'on a égard : 1° à la mollesse, à la
rareté, et souvent à la petitesse du pouls, qui ne se relève pas
après les émissions sanguines, comme dans la pneumonie
franche ; au coagulum peu consistant du sang tiré de la veine,
à la faiblesse des malades, bien différente de l'oppression des
forces ; et 2° aux résultats peu favorables de cette pratique. En
effet, dans une première catégorie de malades, traités en
1837, dans le service de M. Horteloup, au rapport de M. Landau, par les émissions sanguines au début de la maladie, sur
vingt-quatre malades, quinze guérirent, terme moyen, en
treize jours seulement, et neuf moururent ; ce qui engagea le
chef de service à renoncer à ce traitement. M. Nonat ne fu

(1) *Essai sur les Fièvres*, p. 269.

pas plus heureux : sur sept pneumonies *grippales*, de forme
grave, traitées par la saignée (en outre les révulsifs cutanés e
les antimoniaux), sept malades succombèrent (1), pendant
que, sur dix pneumonies *franches*, traitées simultanément
par les mêmes moyens, il y eut dix guérisons (2). Ce qui n'empêche pas ce dernier médecin de se rattacher encore à la cause
de la lancette dans la grippe, et de recommander, dans la
forme qu'il nomme adynamique, de pratiquer une ou deux
saignées chez les individus jeunes, doués d'une bonne constitution, suivant les forces du sujet et l'état de plénitude du
système sanguin (3)! Tant il est vrai que l'empire de la routine, en thérapeutique, fait passer facilement par-dessus les
principes de la logique et les résultats de l'observation !

Les préparations antimoniales, soit l'oxyde blanc (antimoine
diaphorétique des anciens) soit le tartre stibié, soit le kermès,
ont été données à doses diverses : l'émétique, en particulier,
suivant la formule rasorienne, par les contemporains; et ces préparations jouissent d'une certaine vogue. Aussi dans ce même
service de M. Horteloup, dont nous parlions tout à l'heure ,
dans une seconde catégorie comprenant quatorze malades qui
furent traités par l'émétique à haute dose, il n'y eut aucun
décès, et la guérison eut lieu, terme moyen, en neuf jours. Ces
résultats seraient sans doute bien satisfaisants s'ils avaient été
confirmés par des succès semblables entre les mains des autres
observateurs. Mais, si l'on parcourt les cas assez nombreux de
pneumonie grippale suivis de mort pendant la même année et
contenus, par exemple, dans le mémoire de M. Nonat, il est facile de voir que l'émétique à haute dose ou le kermès frac-
tionné furent sans plus de succès que la saignée. Sans doute
cette contradiction ne nous empêche pas de reconnaître les

(1) La plupart de ces malades présentaient, il est vrai, des symptômes non douteux de malignité.

(2) NONAT, *in Arch.*, mars 1837.

(3) Qu'est-ce que l'état de plénitude du système sanguin , surtout lorsque le
pouls est mou et petit?

heureux résultats obtenus quelquefois par cette médication, mais elle démontre aussi qu'il faut les accueillir avec une grande réserve, surtout si l'on veut bien réfléchir à l'état de *collapsus* dans lequel se trouvent beaucoup de malades affectés de la grippe. Et l'on est fondé à se demander si ce n'est pas jouer un jeu peut-être téméraire que de s'exposer à exagérer encore, par l'effet de cette violente intoxication que produit l'émétique à dose rasorienne, la dépression des forces, et à compromettre ainsi la réaction vitale nécessaire à la guérison. Enfin cette médication peut-elle convenir avec les mêmes chances de succès aux enfants, aux vieillards et aux valétudinaires, c'est-à-dire au plus grand nombre de malades qui sont atteints ordinairement par les épidémies de grippe? C'est là ce que personne, je pense, n'oserait affirmer.

Les vésicatoires appliqués sur la poitrine peuvent être, sans aucun doute, utiles, et n'ont pas, dans tous les cas, les inconvénients que l'on doit, à trop juste raison, reprocher aux émissions sanguines et aux préparations stibiées. C'est une médication dont l'expérience a montré plus d'une fois les bons effets, qui peut avoir ses indications légitimes, et, en conséquence, qu'il ne faudrait pas absolument exclure, surtout en l'absence d'autres moyens d'une efficacité plus grande et suffisamment démontrée.

Les bons effets du vin ne sauraient être révoqués en doute dans quelques circonstances, surtout lorsqu'il est administré aux malades affaiblis par la saignée ou l'émétique ; et nous laissons à savoir si, dans ces cas, le vin, sans nier ses avantages intrinsèques, n'a pas de plus heureux résultats contre les effets immédiats des remèdes que contre les symptômes propres à la maladie.

Nous ne parlons pas ici des médications particulières : purgatifs, sulfate de quinine, belladone, etc., etc., dont l'essai tout empirique et tout arbitraire dans la grippe, ne constitue pas une méthode régulière de traitement.

— La réforme thérapeutique de Hahnemann, surtout dans cette forme, vient réaliser un progrès d'une haute importance dans le traitement de la grippe de forme grave. En effet, tout en reconnaissant à quelques-unes des médications dont nous venons de faire la revue succincte une efficacité réelle, encore faut-il avouer que cette efficacité est malheureusement bien loin d'être souveraine, comme le prouvent les chiffres trop éloquents de la mortalité dans chacune des épidémies. Et quand bien même la médication homœopathique, sans réussir nécessairement dans tous les cas, parviendrait seulement, pour son propre compte, à guérir au moins autant de malades que les médications ordinaires, les observateurs ne sauraient, sans injustice, se refuser à examiner les résultats de cette méthode thérapeutique. A plus forte raison, s'il était bien démontré que ses résultats ont une supériorité désormais acquise sur tous les moyens dont la médecine a disposé jusqu'à ce jour.

Pour nous, si modeste qu'il soit, nous devons le contingent de nos observations à la science. Il nous a été donné de traiter, suivant les indications de la méthode hahnemanienne, *douze* malades atteints de la forme grave de la grippe, au plus fort de l'épidémie, et, dans tous ces cas, nous avons vu une amélioration sensible et une guérison prompte répondre à notre attente, sauf dans un cas (de la plus haute gravité) de pneumonie double, avec tous les caractères du catarrhe suffocant, chez une malade affectée d'emphysème chronique ; et encore la guérison a-t-elle été obtenue, après maintes péripéties et des complications diverses. Nous exposerons tout à l'heure ces faits.

« Il faut avoir égard, dit Hartmann, — qui a écrit un bon chapitre, malheureusement un peu vague, sur les fièvres catarrhales, — il faut avoir égard (dans les circonstances difficiles) à l'affection locale qui est la circonstance la plus influente sur le choix du médicament. » En effet, les médicaments dont nous avons tiré, en général, le parti le plus avantageux dans la forme grave, sont ceux qui se trouvaient indiqués par l'état des poumons : *aconit, bryone, phosphore, arsenic, mercure, soufre,* etc. Nous n'avons pas besoin de rappeler ici l'indication particulière de chacune de ces substances; nous dirons seulement que, parmi ces dernières, *phosphore, mercure* et *arsenic,* nous ont paru agir d'une manière plus spéciale sur l'affection broncho-pulmonaire.

Le premier (*phosphore*) alterné avec *bryone,* a, dans quelques cas, enlevé les traces de la lésion avec beaucoup de rapidité, lorsqu'il y avait toux sèche ou humide, dyspnée, congestion pulmonaire intense, etc.

Le second (*mercure*) nous a paru très-favorable lorsque, avec la pneumonie, coïncidait un catarrhe bronchique très-accusé, chez les malades déjà disposés aux flux muqueux.

Le troisième (*arsenic*) a été en rapport avec la faiblesse extrême des malades, l'obstruction bronchique, les accès de suffocation et le type rémittent des accidents fébriles.

Sans parler ici des autres indications particulières, on pourrait conseiller, d'après M. Jarh, parmi les médicaments qui nous semblent encore le mieux indiqués dans la forme grave :

Nux vomica, chez les hémorrhoïdaires ou les personnes adonnées aux excès de boisson, lorsqu'il y a bronchite avec toux rauque, oppression et dyspnée avec sensation de barre épigastrique, mouvement fébrile accusé, etc.

Camphora, si, comme dans le catarrhe suffocant, il y a accumulation énorme de mucosités bronchiques, accès de suffocation, peau sèche et froide, etc.

Sabadilla, s'il y a coryza fluent, teint sale, toux sourde, expectoration hémoptoïque, aggravation de tous les symptômes par le froid, etc.

Arnica, s'il y a douleurs rhumatismales mobiles dans le tronc et les membres, saignement par le nez ou la bouche, etc.

Veratrum, si l'état général d'affaissement coïncide avec le peu d'intensité ou d'étendue des phénomènes locaux, etc., etc.

La *convalescence* de la grippe, souvent longue et laborieuse, quelle que soit la bénignité antérieure de la maladie, peut présenter au médecin quelques indications à remplir.

Ainsi, lorsque le mal laisse à sa suite une toux fatigante, obstinée, surtout le soir, s'il y a, de plus, inappétence, dégoût et dérangement des voies digestives, avec frissonnements dans l'après-midi, *pulsatilla*.

Si la toux persiste, au contraire, plutôt le matin, sèche, avec grattement continuel au larynx, *nux vomica*.

Si l'expectoration est abondante, catarrhale, *stannum*.

Lorsque la prostration et l'affaissement persistent d'une manière notable avec l'inappétence, *graphites*; et s'il y a, en même temps, quelques symptômes fébriles, rémittents, chaleur sans soif, plutôt *china*.

A la suite de la maladie, contre la disposition aux rhumes de cerveau, l'on peut consulter *silicea* (Jarh.), et, pour dissiper la vive impressionnabilité des sujets aux influences atmosphériques, *lachesis*... (Hartmann.)

XXII

Nous avons eu l'occasion d'employer, suivant l'indication, un certain nombre des médicaments que nous venons de citer, en général à des atténuations peu élevées, à la première, plus souvent à la troisième ou à la sixième dilution, — et nous avons eu autant, au moins, à nous féliciter des dernières que des premières. Quelquefois il a paru utile de donner, alternativement, deux substances différentes, quand il y avait, à côté d'une indication générale à remplir, une indication particulière qui pouvait sembler urgente. Ainsi, dans un cas de fausse péripneumonie grippale commençante, une cystite assez violente avec urines mélaniques nous fit alterner *phosphorus* et *cantharis* avec le plus rapide succès.

XXIII

Nous avons dit que la lésion anatomique du poumon doit fournir une indication importante au médecin dans le traitement de la grippe de forme grave, mais il s'en faut de beaucoup que ce soit la seule et même la plus considérable dans un assez grand nombre de cas, particulièrement dans les *formes malignes*. On peut n'avoir que des signes assez insignifiants en apparence à l'auscultation et à la percussion de la poitrine, et voir les malades succomber rapidement. Si parfois l'on est prévenu par le contraste que présente le peu d'intensité soit des lésions, soit des symptômes locaux (dyspnée, toux, étouffement), avec l'état général des malades qui semblent atteints d'une fièvre essentielle grave, d'un autre côté, les auteurs (Morgagni, Valsalva) rapportent aussi des exemples de mort, pour ainsi dire inopinée, observés sur des personnes chez lesquelles ni les symptômes généraux, ni les symptômes locaux, ne pouvaient avertir du danger ni laisser entrevoir une issue aussi funeste.

Ici la science se tait; l'expérience et l'habileté pratiques sont prises au dépourvu, et le traitement passe à côté de l'indication. Aussi, nous n'essayerons pas de remplir une lacune qui nous fait trop ressentir notre insuffisance. Mais nous devons au moins chercher d'après quelles données il sera parfois possible de s'orienter dans cette forme insidieuse de la maladie, à quels signes on pourra demander une indication.

Dans la forme maligne, il y a pour nous un élément important d'appréciation : c'est l'état des forces et l'examen de leurs rapports.

Ainsi les *forces vitales* peuvent être affectées seules et d'une manière latente, avant que des troubles graves éclatent tout à coup. Cependant la bénignité apparente des désordres fonctionnels a permis à peine de songer à l'examen des signes physiques ; ou même cet examen a paru d'abord rassurant, et puis soudain la respiration s'embarrasse et le malade succombe comme asphyxié. Au temps de Morgagni, on ne reconnaissait, suivant les expressions de ce médecin, la gravité de la maladie qu'après la dissection. Aujourd'hui, l'auscultation en fera, le plus souvent pendant la vie, reconnaître les indices. Seulement, il faut être prévenu de la valeur relative de ces signes, et ne pas les regarder comme indifférents parce qu'ils n'auront pas d'intensité ou n'offriront pas les caractères du ronchus crépitant fin et du souffle tubaire net de la pneumonie franche. Car c'est quelquefois ces signes en apparence insignifiants ou équivoques qui doivent inspirer la réserve et l'attention.

Dans d'autres cas, une perturbation profonde dans les *forces animales*, soit la prostration excessive, l'atonie musculaire, la sidération générale, l'indifférence parfois voisine de la stupeur, le délire nocturne, la lenteur des réponses, la faiblesse du timbre de la voix, etc., pourront désigner au praticien l'indication particulière dont il a surtout à se préoccuper. Et dans ces cas, *belladona, capsicum, chamomilla, graphites, nux vomica*, etc., pourront être utiles.

Enfin, les forces animales et les forces vitales paraissent peu altérées ; les lésions de l'arbre aérien sont peu sensibles ; les fonctions respiratoires et circulatoires semblent s'exécuter assez bien ; il y a peu de fièvre ; la langue est presque naturelle ; les malades ne sont même pas toujours alités... *Pulsus bonus, urina bona,* — comme disaient les anciens, — *et tamen æger moritur...* C'est alors surtout que l'on peut être trompé par le génie pernicieux du mal. (*Febris catarrhalis exquisitè maligna*, Chambon.) Ce n'est que dans les dernières heures que tout le danger se révèle, et il n'est plus temps. Morgagni a recherché en vain, dans les écrits de Sydenham, de Boerhaave, de Van-Swieten et de Valsalva, qui ont rapporté des faits de ce genre, quelques signes positifs propres à en faire reconnaître la nature. Lui-même ne nous donne rien de satisfaisant à cet égard, et il ne mentionne que la rareté du pouls, *ad raritatem vergens*. Selon nous, c'est plutôt aux *forces naturelles* ou de *formation* qu'il faut alors s'adresser. Ainsi, — la diminution notable ou même la suppression des exhalations normales ou morbides, soit du côté des fosses nasales, qui peuvent devenir pulvérulentes, soit de la conjonctive, soit de la langue, soit surtout des bronches ;—quelque altération dans la nature des sécrétions, la sueur devenant visqueuse, l'expectoration bronchique plus gluante ; — la perte de transparence, le défaut de tonicité dans les tissus, la peau prenant une coloration terne et un aspect sale ;—l'altération des traits, qui deviennent de plus en plus affaissés et tombants, etc. ;—enfin, le défaut d'harmonie dans toute cette série de phénomènes. Sans doute, *l'ensemble de ces signes* ne se prononce que vers la fin de la maladie, mais peut-être en trouverait-on encore quelques indices si l'on était bien prévenu de leur importance, au début des accidents. Malheureusement, ici la thérapeutique ancienne est impuissante, et la réforme moderne ne contient encore rien de bien précis sur cette question. Peut-être *lachesis, carbo vegetabilis* auraient-ils quelque efficacité? Nous ne sommes pas absolument en mesure de l'affirmer.

CHAPITRE TROISIÈME

OBSERVATIONS

XXIV

Pour la grippe de forme commune, une seule observation suffira, *in extenso* ; c'est un des derniers exemples qui s'est présenté à nous.

Obs. 1. — *Grippe de forme commune, d'intensité moyenne, interrompue au début par une urticaire. Reprise des accidents au bout d'un mois. Changements remarquables dans l'état du pouls.* —Mme P..., rue de Paradis-Poissonnière, 9, âgée de 50 ans, de bonne constitution, sujette à des accès de goutte anomale légère et d'urticaire aiguë, est prise, dans le courant du mois de janvier, après quelques phénomènes précurseurs, d'accidents de grippe, avec fièvre obscure, coryza fluent, céphalalgie, larmoiement. Au bout de trois jours, développement du mouvement fébrile, accompagné d'une urticaire générale qui dure un septenaire, en même temps que, dès le début de l'éruption, tous les phénomènes de la grippe commençante disparaissent entièrement. Depuis cette époque, Mme P... n'avait jamais recouvré entièrement son état de santé première, lorsque, vers le milieu du mois de février, après un refroidissement, elle fut prise de nouveau de céphalalgie sus-orbitaire intense, d'épiphora, d'angine légère avec sensation de rigidité du voile du palais, resserrement de l'isthme du gosier, douleur derrière le sternum, et bientôt d'une toux sèche, incessante, insupportable, retentissant avec violence dans la tête. L'anorexie devint complète. Le brisement général des forces obligea Mme P... à s'aliter le 18 février.

Le 20 (3e jour). —Depuis l'invasion des accidents, la malade n'avait pas fermé l'œil, ni le jour ni la nuit, un seul instant. La veille au soir, elle avait été prise d'un paroxysme fébrile considérable, précédé de petits frissons erratiques, et pendant le stade de chaleur le pouls était monté à 130 pulsations. Le matin, courbature générale, douleurs contusives des articulations, abattement, facies vultueux, céphalalgie atroce, frontale, douleurs dans les pommettes, gêne sans dysphagie à l'isthme du gosier, qui est un peu rouge seulement; toux sèche, brève, sensation de grattement à la gorge, respiration fréquente avec un peu d'oppression, râles sibilants; langue rouge, peu tuméfiée, avec enduit blanchâtre épais, anorexie; peau chaude; pouls tombé à 100 pulsations, inégal, irrégulier, mou; urine rouge. (*Aconit*, teinture mère, 4 gouttes dans 200 gram. d'eau distillée, une cuill. à bouche de 2 en 2 heures; pour boisson, eau chaude gommée abondante, une tasse toutes les demi-heures.) Sur le soir, vers 5 heures, redoublement fébrile, avec léger frissonnement dans le dos, recrudescence des phénomènes locaux; mais le paroxysme est beaucoup moindre que celui de la veille. Insomnie obstinée la nuit.

Le 21 (4e jour). — Rémission le matin, le pouls à 80 environ, toujours irrégulier; peau douce, sudorale, la sueur perle sur le visage, quoiqu'elle soit très-difficile à obtenir et très-rare ordinairement chez cette dame. Le mal de gorge a disparu, la toux devient humide et moins fréquente, l'oppression diminue, l'abattement reste le même. (*Ut supra.*) Les sueurs se prononcent toute la journée. Le soir, léger redoublement à l'heure ordinaire. —La nuit, pour la première fois, deux heures de sommeil.

Le 22 (5e jour). — Apyrexie, et l'on peut dire commencement de la convalescence. Pouls petit, lent, à 65, irrégulier et inégal encore; peau sans chaleur, un peu moite seulement. Toux humide, grasse; expectoration blanche, visqueuse, n'occasionnant plus de céphalalgie. Même inappétence, langue moins empâtée; douleurs par élancements dans les membres, faiblesse, etc. (*Bryone*, teinture mère, 2 gouttes dans 200 gr. d'eau, 2 bouillons de poulet.) Le soir, léger accès avec chaleur, malaise, toux plus vibrante, se terminant par quelques sueurs autour de la poitrine. — Sommeil toute la nuit.

Le 23.—Pouls régulier et normal, à part un peu de lenteur. (*Ut supra.* 2 potages et un peu de vin.) Le soir, malaise accoutumé avec bâillements, pandiculations, toux humide. — La nuit, bon sommeil.

Le 24 (7e jour).—Très-bien, sauf la faiblesse générale. La malade levée ne peut se tenir sur ses jambes, et elle est prise de défaillance. (Bouillons, potage, vin et côtelette.) Toujours, à 5 heures de l'après-midi, les phénomènes indiqués précédemment, quoique très-légers. Nuit, sommeil excellent. La toux a entièrement disparu.

Le 25. — Infusé très-léger de kina gris en nature, une tasse avant l'heure de l'accès présumé, qui manque complétement. La malade peut se lever deux heures.

Les jours suivants, pendant que nous écrivons ces lignes, la malade, bien que très-convenablement alimentée, ne retrouve pas encore ses forces ordinaires, et elle accuse quelques élancements dans les membres inférieurs.

Voici un second cas résumé de grippe forme commune, assez semblable à la précédente par son invasion :

Obs. 2. — Mme D., boulevard de Strasbourg, 26, 42 ans, comme la précédente sujette à la goutte irrégulière sous diverses manifestations, est prise, à la fin de décembre 1857, d'une urticaire simple, apyrétique, qui ne l'empêche pas, malgré mes recommandations, de se livrer aux affaires habituelles de ses bureaux. Le troisième jour, l'éruption disparaît brusquement sous l'influence de frissonnements superficiels et généraux, entrecoupés de bouffées de chaleur. Il survient aussitôt céphalalgie excessive, yeux larmoyants, rouges, douloureux à la lumière, névralgie sous-orbitaire fixe, contusive, coryza fluent avec abondance, angine, raucité de la voix, toux sèche, fréquente, oppression, abattement, etc., etc. Après deux jours passés dans cet état, les phénomènes de la grippe disparaissent entièrement, et tout à coup, à leur tour, pour donner place à l'éruption générale d'urticaire fébrile aiguë, qui s'accompagne de divers phénomènes nerveux d'une intensité insolite. Enfin, la grippe reparaît, sans que la malade ait quitté la chambre, mais sous une forme très-légère et de courte durée, après la cessation complète de l'urticaire, qui se fit attendre neuf jours. A la même époque, le mari de cette dame et sa jeune fille, âgée de 11 ans, furent pris d'une grippe légère également.

XXV

Laissons ces formes légères pour passer à la pneumonie grippale, qui nous offre plus d'intérêt.

Et d'abord chez les enfants.

Obs. 3. — *Grippe de forme grave.* — *Fausse pneumonie chez un enfant de 26 mois. Guérison au cinquième jour.* — Dans le courant du mois de décembre, je fus appelé en toute hâte, un matin, par une jeune dame, Mme D., faubourg Saint-Denis, auprès de son jeune enfant, âgé seulement de 26 mois. Cet enfant, d'une constitution assez bonne, mais sous l'influence de la dentition, toussait depuis quelques jours et était enchifrené. Quelques cuillerées de sirop d'ipécacuanha lui furent administrées par la mère, et il semblait aller mieux, lorsqu'un soir, après être rentré de la promenade par un temps assez rigoureux, l'enfant fut pris d'une toux plus forte, refusa les aliments ordinaires et s'endormit. On le coucha. Dans la nuit, fréquemment réveillé par des accès d'une toux gutturale, rauque, il fut très-agité.

Au matin, par conséquent le second jour, je trouvai l'enfant sur les genoux de son ancienne nourrice, avec une fièvre assez développée, la peau sèche, le pouls petit et fréquent, le visage anxieux, les yeux entourés d'un cercle bleuâtre ; en proie à des accès de toux violente, moins sourde (au rapport des assistants) que pendant la nuit, et se cramponnant pendant ces accès au cou de la nourrice. Dans l'intervalle, l'enfant se laissait comme affaisser sur lui-même, la respiration devenait pénible, bruyante, et l'on voyait, à chaque inspiration, les muscles du cou et des épaules se contracter avec effort, les ailes du nez se dilater d'une manière très-notable. L'examen de l'arrière-gorge ne révéla rien de particulier. La percussion de la poitrine pas davantage ; mais l'auscultation laissa percevoir un affaiblissement général du murmure vésiculaire, remplacé à la base des deux poumons et dans l'étendue environ de leur tiers inférieur par du râle sous-crépitant humide, et un peu de souffle léger à gauche, mais qui ne s'entend guère qu'avec les efforts de toux, mêlé à du ronchus sibilant. (*Eau de gomme, bryonia,* 6e, 3 gouttes dans 100 gr. eau distillée ; une cuillerée à café d'heure en heure.) Le soir, mieux manifeste ; moins de dyspnée. L'enfant est moins abattu ; il dort, et l'auscultation n'est point pratiquée.

Le 3e jour. — Nuit assez bonne, sauf quelques accès de toux, qui a perdu son timbre métallique et devient un peu grasse ; facies moins grippé, affaissement moins sensible. L'enfant pousse quelques cris pour exprimer ses volontés, et se redresse sur les genoux de la personne qui le soutient pendant que je l'ausculte. L'air pénètre dans les deux tiers supérieurs des poumons, où l'on entend même la respiration puérile. En bas, ronchus sous-crépitant seul, plus sensible que la veille et à plus grosses bulles. Pouls moins fréquent, peau plus moite. (Un peu de lait, *ut supra*.) Le soir, point de changement.

Le 4ᵉ jour.—Disparition complète du ronchus sous-crépitant, remplacé par du ronchus sonore, toux humide et rare, peau à peine chaude, pouls à peine fréquent. (On termine la potion de *bryone*, et l'on donne un peu de bouillon.)

Le 5ᵉ jour.—Apyrexie. L'enfant a repris sa gaieté. Il joue devant le feu, et on lui donne à manger ; la poitrine est nette partout.

Un mois après, dans le courant de janvier, alors que la toux, la dyspnée et la fièvre reprenaient déjà, mais avec moins d'intensité que la première fois, quelques cuillerées de *bryone*, en 36 heures, arrêtèrent de nouveau tous les accidents.

Obs. 4. — *Grippe de forme grave.* — *Fausse pneumonie à gauche. Guérison rapide.* — Le jeune A., enfant de 29 mois, couchant dans la même chambre que son jeune frère et sa petite sœur, qui venaient d'être atteints simultanément de la grippe, forme commune, fut pris d'enchifrènement et de coryza dans les premiers jours de janvier. Le 7, il fut conduit par sa mère à ma consultation pour une toux sèche, saccadée, opiniâtre, qui s'était jointe au rhume de cerveau. Le lendemain, l'enfant fut pris tout à coup, sur le soir, de symptômes graves qui jetèrent l'alarme dans la famille. Je le trouvai dans l'état suivant :

Le petit malade, ordinairement d'un naturel gai et remuant, est étendu immobile et affaissé dans un fauteuil. La figure exprime la souffrance et l'accablement. Son teint est plombé et comme violacé. Les traits sont contractés, le nez pincé, les narines se dilatent avec effort et fréquemment pour inspirer ; elles sont sèches, pulvérulentes, le coryza ayant disparu tout à coup. En même temps, les muscles du cou entrent aussi en contraction pour exécuter comme un mouvement d'inspiration forcée de la poitrine. Les mains sont froides, les ongles livides. On dirait que l'enfant est sur le point de suffoquer. La toux est fréquente et redouble la dyspnée. La percussion ne présente rien de bien particulier. L'auscultation permet de constater un affaiblissement général du murmure respiratoire. L'air semble ne pas dépasser les premières divisions bronchiques ; bouffées de ronchus sous-crépitant à la fin de l'inspiration et à l'expiration, occupant le tiers postérieur et inférieur du poumon ; du côté gauche, râles sonores à la racine des bronches. En même temps, le pouls petit, irrégulier, vite et fréquent, à 140 pulsations au moins. Dans cet état de choses, *bryonia* 3ᵉ, 3 gouttes, et *phosph.* 6ᵉ,

3 gouttes également, chacun dans 20 cuillerées à café d'eau, sont données alternativement par cuillerée d'heure en heure.

Le lendemain matin, 9 janvier (2e jour), changement inespéré ; il y a eu un peu de sommeil, le pouls est meilleur, l'état de fièvre et d'affaissement a diminué ; l'enfant se soulève de lui-même et exprime ce qu'il désire. La toux est moins sèche et moins opiniâtre, la respiration plus libre ; on l'entend dans une grande partie de la poitrine, sauf en bas et à gauche, où il existe par moments encore quelques bulles de ronchus sous-crépitant plus humide, mélangées de râles muqueux des deux côtés. —(Même traitement.) —Nuit assez bonne.

Le 10 (3e jour).—Le matin, apyrexie ; le suintement des fosses nasales s'est rétabli ; respiration bonne, sauf quelques râles muqueux ; toux humide. L'enfant demande à manger.—Bouillon et lait.—Même traitement. — Le soir, retour d'un léger mouvement fébrile et un peu de recrudescence dans la toux.

Le 11 (4e jour). — Aucune trace de fièvre. L'enfant joue avec gaieté, assis sur une chaise auprès de la table. Tout a disparu.

Cependant les jours suivants, de temps en temps, un petit accès fébrile sur le soir ; toux se prolongeant dans la nuit. *Belladona* achève d'enrayer ces accidents de la convalescence.

Obs. 5. — *Grippe de forme grave.* — *Fausse péripneumonie double.* — *Guérison rapide.* — L'enfant d'un de mes bons amis, H. M., faubourg Poissonnière, 3, âgé de 10 mois seulement, bel enfant du reste, encore en nourrice auprès de la famille, avait eu pendant quelques jours des éternuments répétés et un peu de toux. Je l'avais rencontré dans cet état sur les boulevards le 21 janvier, au sein de la nourrice, et j'avais recommandé à cette dernière de se garder de faire sortir l'enfant ainsi indisposé, par ce froid rigoureux. Cependant, ce conseil ayant été négligé, on ne tarda pas à s'en repentir. Le lendemain, le nourrisson fut ramené à la promenade, et dès le soir la toux augmenta considérablement, la fièvre se manifesta avec intensité, et la nuit fut mauvaise.

Le 23 janvier, je suis appelé dès le matin de bonne heure. Je trouve le petit malade dans les bras de la nourrice, affaissé, sans force, ne se soutenant plus, le teint blême, les lèvres également bleuâtres, les paupières languissantes, les traits tombants et grippés, la dyspnée extrême. Les mouvements d'inspiration et d'expiration se suivent presque sans interruption. La toux est fréquente, sèche, stridente. L'oreille appliquée sur la poitrine ne perçoit presque aucune trace de murmure vésiculaire; après la toux seulement, râles sibilants et muqueux, que l'on a peine à retrouver ensuite. Le coryza a entièrement disparu, et quant au pouls, sa fréquence ne permet pas de le compter. Les parents sont dans la plus vive anxiété; convaincus que la vie du petit malade est dans le plus grand péril, et celui-ci n'étant pas encore baptisé, ils ont fait mander en toute hâte un ministre du culte pour ondoyer l'enfant. Approuvant cette conduite, sans partager entièrement ces appréhensions, je ne peux me dissimuler toutefois la gravité réelle du cas. Séance tenante, j'administre moi-même *bryone* et *phosphore* 3e et 6e dilution, alternés d'heure en heure, comme dans l'observation précédente.—Dans l'après-midi j'accours de bonne heure, inquiet sur l'état du petit malade, et du premier coup d'œil le mieux me paraît manifeste. La dyspnée a diminué sensiblement, le visage a perdu cet aspect de sidération si marqué le matin, les lèvres sont vermeilles, l'œil est meilleur, la toux moins fréquente; l'enfant peut respirer, et l'on entend la pénétration de l'air, avec résonnance puérile au sommet des deux poumons. Au contraire, à la base, absence du murmure respiratoire et ronchus sous-crépitant inégalement disséminé dans la moitié inférieure des deux côtés.—La nuit relativement assez bonne.

Le 24. — Mieux encore plus sensible. Ronchus sous-crépitant moins étendu, entouré de râles sonores; la dyspnée et la fièvre moins sensibles. (*Ut supra*).—Le soir, le mieux continue.

Le 25 (troisième jour). — L'enfant paraît sans fièvre. Il recommence à bien téter. Le suintement nasal a reparu. Le râle sous-crépitant n'existe plus nulle part. Il reste seulement un peu de toux humide et profonde qui disparaît les jours suivants.

Je me borne à relater ces trois exemples pour montrer combien, chez les enfants du premier âge, la pneumonie grippale peut offrir de gravité soudaine, et toutefois céder avec rapidité à l'influence favorable de la méthode de Hahnemann.

Passons aux adultes.

Obs. 6. — *Grippe de forme grave.—Fausse péripneumonie.—Convalescence le 7e jour.*—M. X., maire de l'un des arrondissements de Paris, âgé de près de 60 ans, doué d'une bonne constitution physique et d'une grande activité morale, atteint néanmoins d'un état léger d'emphysème habituel et parfois de quelques accès de sciatique vague, fut pris de la grippe en décembre dernier. Quelques jours auparavant, il avait ressenti les signes avant-coureurs de la maladie qui commençait à peine de sév'r et dont il n'était même pas encore question à Paris : céphalalgie, coryza, douleurs contusives, inappétence, malaise, frissons erratiques le soir, insomnie, toux ébranlante, etc., etc., sans songer à prendre aucun soin. La veille au soir, il était même rentré assez tard, médiocrement couvert, par un temps rigoureux.

Le jour même de l'invasion (12 décembre), il songeait dès le matin (c'était un samedi), à se rendre à la mairie pour procéder, comme de coutume, aux cérémonies des mariages civils, lorsque je fus appelé à le visiter. Je le trouvai non encore levé, et dans l'état suivant : le visage rouge, animé, vultueux, notablement tuméfié, à part cela assez naturel; la peau chaude et sèche; le pouls développé, peu fréquent, à 84, sans dureté, inégal; la langue blanche; les urines rares et pourpres; la respiration gênée, entrecoupée par une toux sèche, sonore, retentissant douloureusement dans toute la tête et amenant avec effort quelques crachats muqueux et incolores. Au reste, nul point de côté. Le malade ne se plaignait que de la tête, et d'une fatigue générale résultant des nuits d'insomnie. Toutefois, malgré ce sentiment de fatigue et l'inappétence absolue, il croyait pouvoir se rendre à ses occupations habituelles, ce dont je le dissuadai. Le repos fut prescrit, avec la diète et l'usage d'une solution d'*aconit* (4 gouttes de la 3e dilut. dans 200 gr. d'eau distillée), une cuillerée à bouche de 2 en 2 heures.—Le soir, il y eut un paroxysme sensible. La nuit fut tout entière sans sommeil.

Le 13 décembre (2e jour).—L'état n'a pas changé sensiblement. Il y a peut-être un peu moins de fièvre; le pouls est moins fréquent, à 70, irrégulier et mou; la peau chaude. La toux persiste plus profonde, moins sèche et très-fatigante. L'expectoration simplement muqueuse, plus abondante. Il n'y a dans la poitrine que des ronchus sibilants, aigus, prolongés, musicaux, qui voilent le murmure vésiculaire et dénoncent la présence d'une bronchite intense au milieu d'un emphysème marqué.— Continuer la solution d'*aconit*.—Le soir, nul autre changement sensible qu'un peu de rehaussement dans la chaleur et le pouls. — La nuit, toux presque incessante et insomnie.

Le 14 (3e jour).— Toux humide, suivie d'une expectoration sanguinolente, visqueuse, abondante, adhérant aux parois du vase. Point de côté nulle part, dyspnée plus marquée. Percussion à peu près sonore partout, sauf en bas, où il y a un peu de matité obscure dans le tiers inférieur des deux côtés. Dans cette région, absence du murmure respiratoire, ronchus sous-crépitant à bulles assez fines, sensible dans les deux temps de la respiration, surtout du côté gauche, disparaissant par moments à droite. Au-dessus, ronchus sonore, sifflant, prolongé à l'expiration, emphysémateux, que l'on entend aussi au-devant de la poitrine presque jusqu'au sommet du poumon gauche. Les phénomènes généraux n'ont point augmenté cependant. Le malade accuse un état de prostration qu'il ne paraissait pas éprouver au même degré les jours précédents.—Prescription : *bryonia alba*, 6 gouttes de la 3ᵉ dilution dans 200 gr. d'eau, d'heure en heure, par cuillerée. — Le soir point de redoublement. Toux moins fréquente; expectoration plus facile; mais la nuit, il n'y a toujours point de sommeil.

Le 15 (4ᵉ jour). — Mouvement fébrile à peine sensible, peau légèrement halitueuse, même état de dyspnée. Le ronchus sous-crépitant est moins marqué, du moins il a les bulles moins fines; les râles bronchiques sont également plus humides. (*Ut supra.*) — Le soir sans redoublement. La nuit, deux heures de sommeil entrecoupé.

Le 16 (5ᵉ jour). — Fièvre toujours très-modérée, disposition à la moiteur, mêmes phénomènes stéthoscopiques que la veille, sauf un peu de souffle bronchique voilé et lointain, qui paraît pour la première fois au milieu du ronchus sous-crépitant à la base du poumon gauche.—Prescription : *phosph.*, 6ᵉ dil., 6 gouttes dans 200 gr. d'eau, une cuill. de 2 en 2 heures. — Le soir, la toux est plus rare, l'expectoration moins visqueuse, quelques crachats rouillés seulement au milieu d'une expectoration purement catarrhale abondante; à peine un peu de respiration tubaire à l'angle de l'omoplate dans un point par conséquent plus élevé que le matin. Les râles emphysémateux diminuent.—La nuit à peu près sans sommeil.

Le 17 (6ᵉ jour).—Apyrexie. Crachats muqueux mélangés de quelques autres légèrement rouillés; râles sous-crépitants à bulles très-humides à gauche; disparition totale du souffle; à droite, respiration vésiculaire avec quelques ronchus sonores. — (Même prescription). — Le soir, peau un peu chaude, mais halitueuse, pouls ondulant.—La nuit, peu de sommeil.

Le 18 (7ᵉ jour). — Apyrexie. Sueur générale que l'on voit perler sur le visage, et qui persiste toute la journée; crachats blancs, spumeux, aérés; disparition complète du râle sous-crépitant. Sentiment de bien-être. Une large inspiration n'amène pas la toux, qui devient très-rare. — Le soir, nulle fièvre. — Un peu de sommeil la nuit.

Le 19 et jours suivants, convalescence accompagnée de sueurs matutinales, partielles autour de la poitrine. Les forces reviennent sous l'influence d'une alimentation modérée. Cependant, encore pendant quelque temps, inappétence; l'insomnie cède bientôt à *coffea*, 3° dilution. Il reste longtemps un peu de toux avec expectoration catarrhale le matin.

15 jours après l'invasion des accidents, M. X. avait repris entièrement ses occupations à la mairie et dans son cabinet. Cependant, deux mois après, il fut encore affecté d'un catarrhe nasal muco-purulent, puis bronchique très-intense.

Malgré la présence de l'emphysème pulmonaire, qui est ordinairement une complication sérieuse, la solution critique de la maladie a eu lieu le septième jour. Le phosphore paraît avoir ici puissamment aidé à la résolution.

Obs. 7. — *Grippe de forme grave.* — *Péripneumonie du sommet.* — *Guérison prompte.* — M. D..., 32 ans, santé généralement bonne, avait éprouvé depuis quelques jours du malaise, de l'inappétence, de la céphalalgie. A ces symptômes s'étaient joints bientôt l'enchifrènement avec suintement de la muqueuse nasale, douleur dans les régions sus et sous-orbitaires, larmoiement. C'est dans cet état qu'il alla, pouvant à peine se tenir, du quartier des Gravilliers à la Villette, un dimanche, par un temps froid, visiter sa mère atteinte de la grippe. A son retour, il ressentit quelques frissons erratiques, et surtout une grande fatigue, comme s'il eût été assommé; toux fréquente, exaspérant la céphalalgie, et pendant la nuit il ne lui fut pas possible de goûter un instant de repos.

Le lendemain, lundi, ayant voulu se lever, il fut obligé de se recoucher presque aussitôt avec un redoublement de fièvre. Ce jour-là, pour la première fois, il ressentit un point de côté à droite, et la toux devint humide.

Le mardi, le point de côté abandonna le siége qu'il occupait dans la région mammaire pour se porter plus bas vers l'hypochondre, du même côté. Nouveaux frissons l'après-midi. — La nuit sans sommeil.

Le mercredi 27, tous ces symptômes prirent subitement une grande intensité : frissons alternant avec la chaleur; forte fièvre; abattement extrême. Appelé dans ces circonstances, et voyant le malade pour la première fois, je fus frappé surtout de l'état général qu'il présentait. Dans le décubitus dorsal, et comme anéanti, il semblait incapable d'exécuter aucun mouvement. Facies contracté, *grippé*, d'une coloration d'un blanc mat, légèrement livide, portant l'empreinte de l'accablement; lèvres d'un ton bleuâtre ; peau chaude et sèche ; pouls peu fréquent, à 92, inégal et irrégulier. Oppression ; toux fréquente, humide, quinteuse, profonde ; expectoration difficile, visqueuse, blanchâtre, teinte par places d'une coloration jaune abricot. Dyspnée manifeste par la contraction énergique de tous les muscles inspirateurs, état dont le malade ne paraît pas avoir conscience ; douleur légère accusée vers l'épaule droite. Au sommet du poumon de ce côté et jusqu'à l'épine de l'omoplate, matité obscure à la percussion. L'auscultation pratiquée dans cette même région permet de percevoir un peu de souffle tubaire au milieu des râles humides à petites bulles s'étendant jusqu'à la base du poumon du même côté. A gauche, les mêmes râles s'entendent en arrière, dans la moitié postéro-inférieure de la poitrine, mais moins intenses. Urines rares et foncées, soif.—Prescription : eau de gomme, une tasse toutes les demi-heures ; *bryonia*, 3ᵉ dilution, 6 gouttes dans 200 gr. d'eau, une cuillerée d'heure en heure.—Un peu d'agitation et de redoublement dans la toux et la dyspnée le soir.—La nuit insomnie.

Le 28. — Le matin, la douleur a disparu de l'épaule droite pour se porter dans l'intervalle des deux épaules ; le facies est meilleur, moins tuméfié et d'une coloration plus naturelle. Langue large, blanche, humide ; pouls comme la veille, plus plein et plus régulier ; peau plus douce et un peu halitueuse ; dyspnée moindre ; la respiration est cependant encore un peu anhélante ; toux humide ; expectoration blanche, visqueuse, facile, très-abondante ; souffle bronchique dans la fosse sus-épineuse ; ronchus sous-crépitant, plus humide à la base des deux poumons. —Le soir, la sueur se manifeste et devient pendant la nuit plus abondante.—Prescription : *phosph.* 6ᵉ dil., alterné avec *bryonia*.

Le 29. — Sueur profuse ; détente générale ; facies bon ; dyspnée peu marquée ; disparition du souffle ; diminution du râle sous-crépitant ; bulles humides ; expectoration catarrhale très-abondante. — Prescription : *Ut supra.* — La nuit, sommeil assez bon.

Le 30. — Apyrexie. Peau moite seulement ; diarrhée jaunâtre, safranée. Le malade se sent bien et demande à manger.—Bouillon ; terminer la solution de *phosphore*.—Le soir, point de fièvre ; bon sommeil toute la nuit.

Pendant deux ou trois jours, les selles liquides, safranées, faciles, sans coliques, ont continué, ce qui n'a pas empêché d'alimenter le malade, qui reprend bientôt ses forces, comme il a tout d'abord repris son appétit.

Obs. 8.—*Grippe de forme grave.*—*Fausse pneumonie à droite.* —
Mme V., boulevard Bonne-Nouvelle, 28, âgée de 76 ans environ, d'une
verte vieillesse, constitution excellente, s'exposant sans ménagements à
toutes les intempéries de la saison, fut prise d'enchifrènement, d'éternuments répétés, douleurs de tête, rigidité dans l'arrière-gorge, d'un
peu de toux et de raucité de la voix, au mois de janvier; mais elle ne
tint pas grand compte de ces symptômes. Aussi, après avoir traîné ainsi
pendant une huitaine de jours, elle fut prise, le 29 janvier, de frissonnements erratiques dans le dos, de malaise général, d'inappétence; elle
se coucha et ne dormit point de la nuit. Le matin, elle éprouva de
la courbature dans tous les membres, et se plaignit d'un point de côté.
Son gendre me fit appeler aussitôt, et je constatai les symptômes suivants : Décubitus incliné sur le côté droit; toux fréquente, humide, avec
expectoration muqueuse, blanchâtre, assez abondante; dyspnée peu
marquée, cependant respiration assez fréquente; point de matité à la
percussion, mais absence complète du murmure respiratoire en bas et à
droite en arrière; râle sous-crépitant assez fin dans les deux temps de
la respiration. Du côté opposé, respiration exagérée; quelques râles sibilants; point de côté en avant au-dessous du sein droit, exaspéré par la
respiration et la toux; fièvre modérée; peau chaude, sécheresse; pouls
assez développé, mais peu résistant et inégal; courbature générale intense; céphalalgie assez forte; voix enrouée. — 2 gouttes d'alcoolature
d'aconit dans 200 gr. d'eau, une cuillerée d'heure en heure. — La nuit,
insomnie.

Le 30. — L'affection pulmonaire ne s'est point aggravée; point
de respiration bronchique, mais râle sous-crépitant bien marqué
à droite et en arrière; diminution sensible de la chaleur de la peau,
qui est légèrement pâle; sueurs le matin. Toux encore fréquente, expectoration catarrhale abondante. Le point de côté ne se réveille que par
les efforts de la toux. Mêmes prescriptions.—La nuit un peu de sommeil.

Le 31.—Sueur le matin autour de la poitrine, surtout en arrière; éruption semblable à la miliaire sur le dos (était-elle due à *aconit*?), mouvement fébrile moins marqué, pouls plein, onduléux et mou; disparition
complète du point de côté, diminution de la courbature, persistance des
râles sous-crépitants, surtout sensibles après la toux, dans la même région. (Prescript. : *bryonia* en alcoolature, 2 gouttes dans 100 grammes
d'eau, une cuillerée de deux en deux heures).—La nuit, assez bon sommeil.

Le 11 février. — Peau sudorale, même état de la miliaire, démangeaison sur le dos. La malade se sent mieux, elle n'accuse plus de faiblesse. Cependant l'attitude nécessaire à l'auscultation la fatigue et l'essouffle beaucoup; la respiration est très-incomplète à la base de la poitrine, où l'on constate encore des râles sous-crépitants, mais moins marqués. (*Ut supra.* — Un bouillon.)

Le 12. — La sueur revient périodiquement tous les matins et se prolonge vers le soir; à la suite, la malade éprouve une sensation de bien-être. Toux encore assez fréquente, toujours humide et catarrhale. Le point de côté a repris, mais plus bas, vers l'hypochondre droit. La fièvre insignifiante, les râles sous-crépitants plus limités, et bulles plus grosses. — *Phosphore*, 6ᵉ dil., 6 gouttes dans 12 cuillerées d'eau, une de deux en deux heures. — Bouillon le soir. — Nuit bonne.

Le 13. — Disparition des râles sous-crépitants, faisant place à la respiration vésiculaire; apyrexie; peau baignée de sueur, démangeaisons dans le dos, un peu de faiblesse. (*Ut supra.* — Deux bouillons, eau rougie.) — Nuit très-bonne.

Les jours suivants, la convalescence se prononce, les sueurs reviennent vers la fin de la nuit et durent toute la matinée; l'épiderme de la région dorsale tombe par petites lamelles avec démangeaison.

Trois semaines après, la malade est revenue me voir, n'ayant plus de toux ni d'expectoration, mais éprouvant encore, tous les matins, un léger mouvement de sueur, que je l'engage à respecter.

Obs. 9. — *Grippe de forme grave.* — *Fausse péripneumonie double et endocardite.* — M. B., âgé de 45 ans, ayant eu deux attaques de rhumatisme articulaire et cardiaque aigu, éprouvait, quatre ou cinq jours avant l'invasion de la maladie actuelle, de l'inappétence, insomnie, céphalalgie frontale, coryza, toux avec quintes, pendant lesquelles le malade est obligé de se tenir la tête avec les mains, et une grande courbature. Malgré ces accidents, il continua de se livrer à ses occupations et à ses habitudes jusqu'au 22 janvier. Ce jour-là il fut pris de frissons, suivis d'un mouvement fébrile développé avec une constriction épigastrique intense. Il se coucha. La toux augmenta d'une manière notable.

Les jours suivants, 23 et 24, la fièvre se manifestait dans l'après-midi, augmentait pendant la nuit et tombait vers le matin. Le malade profitait de la rémission pour se lever; puis, dans l'après-midi, il se couchait en proie à une faiblesse considérable et à une toux incessante. La nuit il ne pouvait trouver le sommeil.

Le 25, la constriction thoracique s'étendit en forme de ceinture à l'épigastre d'un hypochondre à l'autre. Cette zone était si douloureuse, que le malade ne pouvait même y appuyer les doigts. Elle lui faisait éprouver en outre une gêne portée jusqu'à l'état de suffocation. La toux était fréquente et sans expectoration. Ce jour-là, fatigue plus grande ; le malade est contraint de garder le lit. Mais, habitué à ne consulter que lui-même dans ses indispositions, il se traite à sa manière, et comme il pense que la sueur peut le dégager, il prend, le lendemain 26, un bain chaud d'une demi-heure, au sortir duquel il s'enveloppe dans une couverture de laine afin de mieux transpirer. Mais la fièvre augmente, et avec la fièvre l'accablement, la dyspnée, et une pâleur livide se répand sur ses traits. Appelé auprès du malade par sa femme alarmée, je le trouve, le même soir, dans l'état suivant : Fièvre peu intense, peau humide, visqueuse, pouls inégal, très-dépressible, à peine à 84. Facies plombé, œil languissant, regard sans expression, lèvres livides, voix cassée, mouvements difficiles, décubitus dorsal, dyspnée qui se traduit par une sorte de gêne dans l'émission des sons, lente et entrecoupée, et par la contraction énergique des muscles respirateurs. Il ne se plaint que d'un état d'affaissement général et n'a aucune douleur. La toux est rare, un peu humide ; l'expectoration peu abondante, blanchâtre. La percussion n'a rien de caractéristique. L'auscultation ne donne à entendre que quelques râles muqueux, sonores, à la racine des bronches, et une respiration incomplète, entrecoupée, dans une grande étendue de l'un et l'autre poumon. —Prescript. : *metall. alb.*, 6ᵉ dil., 4 gouttes dans 200 grammes d'eau, une cuillerée à bouche de deux en deux heures.

Le 28. — Même état d'affaissement. Le malade présente un état de stupeur analogue à celui d'une fièvre grave. La nuit il a un peu de délire. Le matin, il a toute son intelligence : il répond nettement à toutes les questions, mais à voix toujours faible et lente. La fièvre modérée ; dyspnée toujours intense ; ronchus sous-crépitant, particulièrement à la base du poumon gauche ; respiration obscure dans toutes les autres parties. Cet affaissement général, contrastant avec le peu d'intensité des phénomènes pulmonaires, me porte à ausculter le cœur, et cet examen donne la perception des bruits normaux, tumultueux, confus et voilés par un double bruit de souffle assez lointain.—*Metall. alb.*, alt. avec *digitalis* 3ᵉ, même dose. — Le soir sans redoublement, la nuit sans sommeil.

Le 29.—Point de changement. État général toujours grave, semblable à celui de la fièvre typhoïde intense, mais en apparence seulement. La sidération des forces musculaires ne ressemble pourtant pas à l'adynamie, ni le facies grippé à la stupeur. Pouls très-peu fréquent, toujours irrégulier, confus et dépressible, peau visqueuse, ongles livides, léger souffle tubaire à la base du poumon gauche, avec demi-matité à la percussion ; ronchus sous-crépitant au-dessus et aussi dans la presque totalité du poumon droit ; la toux est toujours rare et l'expectoration à peu près nulle, double bruit de souffle à la base du cœur. Le ventre ne présente rien de particulier. — *Digitalis* 3ᵉ et *phosph.* 6ᵉ, alt.

Les 30 et 31. — Même état, mais avec un peu d'amélioration. La dyspnée est moindre, il y a moins d'essoufflement en parlant, le timbre de la voix est meilleur. La respiration bronchique disparaît le 31 au matin, il ne reste que du ronchus sous-crépitant avec quelques râles plus gros à la racine des bronches. La circulation intra-cardiaque plus facile, diminution des bruits de souffle. La toux est insignifiante, et l'expectoration nulle ; à peine un état que l'on puisse caractériser du nom de fièvre ; grande faiblesse. Le ventre, qui avait été paresseux pendant tout le temps de la maladie et sans gargouillement ni ballonnement, donne spontanément plusieurs garde-robes liquides jaunâtres et safranées. — Bouillon, *phosph.* et *digitalis* 6ᵉ, alternés.

Le 1ᵉʳ février. — Apyrexie. Résolution de l'engorgement pulmonaire partout ; nul râle sec ou humide, cependant encore un peu de dyspnée qui paraît due à un reste d'endocardite ; le facies reprend son état naturel. — Bouillon et potage. — L'affaiblissement persiste à un assez hau degré dans la convalescence, même après la disparition de tout bruit d souffle cardiaque. Ce symptôme est combattu par *kina*.

Après les faits qui précèdent, je raconterai en peu de mots ceux qui vont suivre .

Obs. 10. — *Grippe de forme grave.—Pneumonie fausse.* — Mᵐᵉ S., rue Chabrol, 43, âgée de 72 ans, d'une bonne santé habituelle, malgré son grand âge, est prise, à la fin de février, de tous les phénomènes précurseurs d'une grippe de forme grave.

Le 1ᵉʳ mars (deuxième jour de l'invasion), je trouve une péripneumoni (à la base) du côté droit, caractérisée par l'absence complète du murmure vésiculaire, remplacé par du ronchus sous-crépitant et un peu de souffle en arrière, mélangé de râles sonores qui s'étendent à toute l'étendue du poumon et de l'autre côté ; douleur sous-mammaire, diffuse ; expectoration blanche, striée de jaune et visqueuse. Il y a dyspnée assez intense, avec oppression à l'épigastre; toux opiniâtre, souvent sèche et quinteuse; fièvre modérée avec mollesse du pouls; langue sèche; affaissement; voix cassée; insomnie et constipation. — *Bryonia*, 3° dil. — Redoublement le soir.

Le 2 (3° jour). — Le point de côté disparaît; l'expectoration visqueuse, tout à fait blanche, est plus abondante et plus forte; la dyspnée diminue; même soufle tubaire, à la base, en arrière; un peu de ronchus sous-crépitant à la base du côté opposé. — *Phosph.* et *bryonia* alternés.

Le 3 (4° jour). — Disparition du souffle et du ronchus sous-crépitant, remplacés par des râles muqueux humides. La fièvre tombe le matin pour reparaître le soir; peau moite; sentiment de bien-être, sauf plusieurs selles liquides glaireuses; prostration et insomnie. — (*Ut supra* , 6°. — Bouillon.)

Le 4 (5° jour). — Apyrexie. A peine un peu de toux et d'expectoration blanchâtre épaisse; le soir, un peu de fièvre ; peu de sommeil la nuit. — *Idem.*, 2 bouillons.

Le 5 (6° jour). — Bien. Seulement un peu de malaise le soir. — Nuit bonne. — Potages.

Le 6 (7° jour). — Convalescence. Je cesse de voir la malade, qui me fait rappeler quelques jours après. La fièvre revient le soir; il reste de la toux; il n'y a pas d'appétit ni de forces. — *Ars.*, 6° dil., dans 200 gr. d'eau : une cuillerée trois fois par jour. — Cette malade s'est ressentie assez longtemps d'une forte prostration.

Obs. 11. — *Grippe de forme grave. — Pneumonie.* — M. C...., cité Trévise, 20, 55 ans, commissionnaire. — Depuis quelques jours, céphalalgie, frissons erratiques, courbature, insomnie, coryza, toux.

Le 28 février, obligé de se coucher avec fièvre plus intense et point de côté.

Le 1er mars, expectoration sanguinolente et dyspnée plus marquée.

Appelé le 2, je constate une fausse péripneumonie à droite, avec léger bruit de souffle dans la fosse sous-épineuse; ronchus sous-crépitant disséminé autour et à la base; crachats légèrement visqueux et rutilants; point de côté, mal circonscrit vers les fausses côtes du côté droit; dyspnée; facies vultueux; fièvre peu intense; peau moite, pouls mou; soif; accablement; urines d'un rouge pourpre. — *Aconit*, 3° dil.

Le 3. — Même état. — *Idem.*

Le 4. — Fièvre moindre; la respiration tubaire diminue; râles sonores l'expectoration est blanchâtre et épaisse ; toux quinteuse par instants ; la fièvre, presque insignifiante le matin, redouble le soir ; la nuit, pas de sommeil.—*Bryonia*, 3e, et *phosph.*, 6e, alternés.

Le 5.—Mieux. Plus de souffle ni de ronchus sous-crépitant ; quelques râles humides à grosses bulles ; expectoration catarrhale ; langue encore blanche ; inappétence ; constipation.—*Nux vomica*, 3e dil.

Le 6. — Apyrexie complète. — Bouillon. — Le malade, quoique fort, sec et robuste, n'a repris ses forces qu'après une quinzaine de jours de convalescence.

Je terminerai ces observations de grippe de forme grave par la suivante, qui nous paraît bien propre à démontrer le danger que peuvent parfois courir les malades non secourus à temps, et combien funeste est l'erreur des médecins qui rapportent à l'expectation pure les bienfaits de la méthode de Hahnemann.

Obs. 12. — *Grippe de forme grave.*—*Péripneumonie double chez un vieillard.* — *Guérison.* —M. Ph., rue des Moineaux, 3, âgé de 74 ans, vieillard doux et timide, mais usé par une vie de travail et de chagrins, atteint d'un catarrhe chronique, présenta, vers les derniers temps de l'épidémie actuelle de grippe, tous les caractères d'une attaque de cette maladie, à tel point que, trompée par les apparences d'une affection bénigne, sa famille se contenta de lui donner simplement, pendant les premiers jours, quelques boissons émollientes et mucilagineuses. Cependant le mal empira rapidement et si bien, que le 2 avril on fit à toute hâte réclamer mes soins, en m'annonçant que le malade était dans le plus grand danger. C'était le cinquième jour à partir de l'invasion des accidents et depuis que le malade gardait complétement le lit. Je le trouvai dans l'état suivant : facies amaigri, tiré, les yeux ternes, la langue sèche, rouge, aride ; en proie à l'agitation, il s'exprimait, malgré sa voix cassée et sourde, avec une grande loquacité ; répondant mal à mes questions, moins en raison de sa cophose habituelle, alors augmentée, qu'à cause de l'état de délire où il se trouvait en ce moment. Sa respiration était fréquente, entrecoupée, haute, haletante, l'haleine chaude, la peau brûlante et sèche, le pouls dur, inégal, concentré, très-irrégulier et intercident. Ses paroles étaient à chaque instant interrompues par une toux humide, grasse, qui ramenait au dehors une expectoration visqueuse, rouillée, qu'il rejetait autour de lui et sur ses draps. Dans l'état d'agitation et tout ensemble d'affaissement que le malade présentait, il fut très-difficile de l'ausculter d'une manière suffisante ; cependant, un bruit de souffle tubaire était manifeste dans les deux tiers inférieurs des deux poumons, mélangé à du ronchus sous-crépitant et à des râles muqueux. Il n'y avait pas eu de point de côté. Le pronostic me parut extrêmement grave. La famille, au reste, s'attendait au plus fâcheux dénoûment. J'ordonnai : *aconit* et *bryone*, 3°, 6 gouttes de chaque dans 200 gr. d'eau, une cuill. à bouche d'heure en heure alternativement. — La nuit fut mauvaise, il n'y eut pas de sommeil ; le délire augmenta.

Le 3 avril, le malade est au plus mal. Je vois qu'il a pris à peine quelques cuillerées des médicaments, s'étant refusé à prendre les autres, et demandant du vin avec instance, quoiqu'il n'ait jamais eu la moindre habitude d'intempérance. Le délire s'était un peu apaisé le matin ; mais, sous un prétexte futile, le malade était entré dans une colère violente, à la suite de laquelle il était tombé plusieurs fois en défaillance. Au moment de ma visite, le facies était, pour ainsi dire, celui d'un agonisant, les traits pincés, le nez effilé, les yeux caves; la peau d'une coloration mate, froide aux extrémités ; le pouls petit, presque misérable, irrégulier, intermittent ; la respiration inégale, entrecoupée, par moments très-accélérée ; la toux plus rare que la veille et sans expectoration, malgré la présence de gros râles muqueux, bronchiques, qui se faisaient entendre à distance d'une manière bruyante. La famille, entourant le lit du malade, s'attendait à chaque instant à le voir passer. Je fis installer cependant une personne sûre auprès du malade, avec ordre de donner à celui-ci, d'heure en heure, *carbo vegetabilis* alterné avec *bryonia*, eau vineuse et bouillon coupé. Le soir, le pouls s'était un peu relevé, et, contre toute attente, la nuit fut meilleure que la précédente.

Le 4 au matin, facies moins gravement atteint, l'œil est meilleur, moins terne ; le pouls plus sensible, plus régulier ; la peau sudorale ; la respiration plus calme ; l'expectoration a reparu, non colorée, épaisse et visqueuse, facile ; souffle distinct des deux côtés de la poitrine, en arrière, avec des râles muqueux à grosses bulles. Le délire a cessé, faisant place à un état de calme et de résignation. La prostration est cependant encore considérable.—*Phosph.* et *metall. album.*, 3°, alternés ; eau vineuse et prises de bouillon. — La nuit, sommeil tranquille et réparateur.

Le 5 (huitième jour de la maladie, quatrième du traitement). Toute trace de souffle a disparu dans les deux poumons. Restent seulement des râles humides en abondance ; pouls bon, assez plein et régulier; point de fièvre. Le malade est alimenté légèrement. Il est en pleine convalescence. Cependant celle-ci a été laborieuse, et la reprise des forces n'a eu lieu que lentement.

Ce fait n'a pas besoin de commentaires ; il montre assez clairement la marche fatale de cette forme grave de la maladie abandonnée à son cours naturel jusqu'au cinquième jour, et l'heureuse transformation qu'elle reçut, au contraire, de la médication adoptée. Aurait-on obtenu un si favorable et si prompt résultat, nous le demandons, sous l'influence d'un traitement par les émissions sanguines et les préparations stibiées ?

Pour répondre à cette dernière question, il est besoin d'ouvrir une parenthèse, et de demander la permission au lecteur d'intercaler ici un cas de pneumonie encore présent à mon observation au moment même où j'écris les dernières lignes de ce travail. Bien qu'il s'agisse d'une pneumonie franche et non d'une pneumonie grippale, ce fait n'en a pas moins son intérêt et son opportunité. On en jugera.

Obs. 13. — *Pleuro-pneumonie franche du côté droit. — Émissions sanguines et tartre stibié; aggravation des accidents. — Amélioration et solution favorable sous l'influence de la médication homœopathique.* — Mme A..., quai Valmy, 129, âgée de 30 ans, la femme de l'un de mes bons amis, d'une constitution délicate, chlorotique, ayant été autrefois sujette à des accidents névralgiques intermittents, fut prise tout à coup, après s'être exposée à un refroidissement, le 12 avril, de frissons répétés suivis de bouffées de chaleur, de toux, de dyspnée et d'un point de côté sous le sein droit. Malgré une fatigue extrême et un abattement notable, elle ne s'alita pourtant que le lendemain. Son mari, croyant à un fort rhume, chercha à la faire suer pendant deux jours, mais cela n'empêcha pas la maladie d'empirer rapidement. Pénétré de la pensée qu'il me serait impossible de me rendre à son appel dans les circonstances toutes particulières où je me trouvais à cette époque, il fit mander, sans plus attendre, un médecin du quartier, M. le Dr B.... Cet honorable confrère, reconnaissant la nature et la gravité de l'affection, déclara la malade en danger, à cause du retard apporté au traitement. On était, en effet, au moins au quatrième jour, sinon même au cinquième après l'invasion. Il pratiqua donc une première saignée, et le lendemain, 17, comme la maladie s'était aggravée encore, nouvelle saignée du bras. Le sang, dans la poêlette, se forma en caillot dur, couenneux et rétracté A la suite de la seconde saignée, il y eut plusieurs lypothimies ; ce jour-là il fut encore ordonné des sinapismes aux extrémités inférieures, et une potion avec 0,30 centigrammes de tartre stibié et 30 grammes de sirop diacode. En se retirant, le Dr B..., frappé de l'intensité des accidents, et peut-être aussi de la résistance vitale assez faible du sujet, se retira en annonçant qu'il regardait Mme A... comme à peu près perdue. C'est alors que le mari de cette dernière, dans le plus grand désespoir, vint solliciter mes soins.

C'était le 17 au soir. Je trouvai en effet la malade dans un état des plus graves. Le facies pâle et défait ; abattue, faible, la voix pouvant à peine se faire entendre, la respiration anhélante, précipitée, courte, entrecoupée par une toux fréquente, humide, donnant lieu à la fin de la quinte à une expectoration sanguinolente. Le pouls très-fréquent, à 120 environ, petit, la peau chaude, couverte d'une sueur visqueuse. Point de côté sous-mammaire droit. Langue rouge ; nausées et vomissements provenant de l'ingestion de la potion émétisée ; douleur brûlante à la gorge, qui est très-rouge, et à l'épigastre, surtout à la pression, augmentant aussi pendant les efforts de la toux et même de la respiration ; menaces de syncope continuelles ; impossibilité d'ausculter la malade. — Je fais suspendre la potion émétisée, enlever les sinapismes, et administrer *bryonia*, 3e, 6 gouttes dans 150 grammes d'eau distillée, une cuillérée d'heure en heure. La nuit fut agitée et mauvaise, mais moins pourtant que la précédente.

Le 18. — Mieux sensible. Il n'y a plus de vomissements. Ce qui tourmente le plus la malade, avec la toux et la dyspnée, c'est l'ardeur intense répandue de la bouche à l'estomac. Il lui semble qu'un fer rouge est en contact avec ces parties. Faiblesse générale, d'ailleurs, encore très-grande, mais la malade peut s'incliner de manière à faciliter l'auscultation, qui permet d'entendre un souffle tubaire net et étendu, avec matité absolue, aux trois quarts inférieurs du poumon droit en arrière ; au sommet, respiration puérile ; expectoration toujours rutilante. — Continuer *bryonia*, alterné avec *phosphorus*, 3e, d'heure en heure le jour, toutes les deux heures la nuit. Redoublement de 2 à 5 heures l'après-midi. — Deux heures de sommeil interrompu la nuit.

Le 19. — Amélioration plus manifeste encore ; visage meilleur ; pouls à 92, moins serré ; sueurs plus générales, plus abondantes et moins visqueuses ; respiration plus large et moins fréquente, quintes de toux plus éloignées, expectoration plus catarrhale. En raison de la persistance de l'ardeur du gosier et de l'épigastre, qui tourmente la malade, je fais flairer *spiritus camphoræ*, et donner dans l'intervalle, à l'intérieur, *phosphorus*, à la 6e dilution seulement ; deux cuillerées de lait tiède sucré. Encore un peu de redoublement l'après-midi.

Le 20. — Le mieux se développe. Pouls à 80 environ, peau halitueuse, expansion des traits ; la voix reprend en partie son timbre, l'oppression diminue ; il reste cependant encore de la toux fréquente, en partie sèche, courte, saccadée, en partie humide et suivie d'expectoration catarrhale.—*Phosphorus* et deux tasses de lait.—Pas de redoublement le soir. La nuit assez bonne.

Le 21. — La respiration soufflante diminue et est remplacée par du ronchus crépitant au niveau de la fosse sous-épineuse, mais la matité reste complète au-dessous, et à l'angle de l'omoplate, vers le côté, on perçoit un peu de chevrotement de la voix. Il y a encore de la douleur diffuse dans ces parties. — Alterner *cantharis*, 3ᵉ, et *phosphorus*, 6ᵉ. Continuer le lait, qui est pris avec plaisir.

Le 22. —Apyrexie complète, bien-être, ronchus crépitant de retour, sauf vers le bas, qui paraît encore occupé par un peu d'épanchement pleural ; toux, appétit et bon sommeil.—Lait et bouillon.—Même traitement.

Le 23. — Très-bien. Tout disparaît à peu près du côté de la poitrine. — Potages. Continuer *phosphorus*. — La convalescence marche avec rapidité. Cependant la toux fréquente et sèche de la nuit et du matin me fait ordonner *nux vomica*, 6ᵉ, une cuill. de trois en trois heures. L'appétit revient rapidement. La guérison est aussi prompte qu'assurée.

Sans partager l'opinion que la malade dont on vient de lire l'histoire fût dans un état absolument désespéré au moment où mon intervention fut réclamée, il n'est pas moins vrai d'avouer que le pronostic était cependant extrêmement grave. Il est certain que la pneumonie, non combattue jusqu'au cinquième jour, avait fait des progrès très-alarmants, et que les deux saignées du bras et l'émétique mal supportés par la malade, d'une constitution délicate et nerveuse, loin d'amender les accidents, avaient paru notablement les aggraver. L'honorable confrère qui avait été d'abord appelé, voyant les premiers résultats assez fâcheux du traitement habituel qu'il avait employé, et ne pouvant compter, d'ailleurs, que sur ces ressources en usage dans la thérapeutique ordinaire, était donc fondé, à son point de vue, à craindre un dénoûment malheureux. Et peut-être l'événement aurait-il légitimé ses craintes. Heureux donc si ces lignes, tombant sous ses yeux, pouvaient l'amener à reconnaître la supériorité des moyens thérapeutiques indiqués par la réforme homœopathique, et partant les avantages qu'il en pourrait retirer au profit de ses malades, dans les cas où la thérapeutique ordinaire reste impuissante ou fait défaut !

Quoi qu'il en soit, ce fait et celui qui précède sont des témoimoignages qui ne doivent pas être perdus pour l'histoire du traitement des pneumonies essentielles ou symptomatiques. Avec bien d'autres, ils pourront servir d'avertissement aux médecins téméraires qui voudraient confier les malades aux chances de l'expectation, comme à ceux que l'esprit de routine tient enfermés dans l'impasse des médications surannées.

XXVI

Passons à une dernière catégorie d'observations que nous ne devons attribuer qu'avec réserve à la *forme maligne* de la grippe.

Faut-il rapporter encore à la forme maligne une *variété* de grippe, extrêmement grave et pernicieuse, qui fait périr les malades d'une manière beaucoup plus prompte, et sans que l'on ait même le temps de soupçonner la gravité de la maladie?

Je dois à une lettre obligeante de M. le docteur Crétin la communication du fait suivant, le seul cas de grippe terminée par la mort qui se soit présenté pendant l'épidémie régnante, dans la pratique de ce recommandable médecin, — ainsi que dans la nôtre et dans celle de MM. Pétroz et Cabarrus, ces deux honorables représentants de la réforme thérapeutique hahnemannienne.

Obs. 15. — « M. G..., fonctionnairepublic, assiste, le 17 janvier dernier, au *Te Deum* chanté à Notre-Dame. Dans la journée, il est pris de frissons ; la nuit est agitée. Le lundi matin, il fait appeler M. Pétroz. Celui-ci constate un mouvement fébrile assez prononcé ; la peau est chaude et sèche ; l'expectoration habituelle, légèrement diminuée, ne présente aucun caractère nouveau. Le malade se plaint d'une certaine difficulté de respirer, provoquant un peu de douleur au-dessous du sein gauche. M. Pétroz prescrit une potion d'*aconit*, et se réserve de voir le malade le soir. A cinq heures, la fièvre persiste sans augmentation notable. Le malade est en proie à une agitation continuelle. La douleur de côté est plus prononcée. Quelques crachats sont mêlés de sang, rouillés. M. Pétroz ausculte la poitrine ; il ne trouve qu'un point très-limité où la respiration ne se fait pas entendre, à la base et au côté gauche. Un médecin, ami de la famille, était présent ; il procède au même examen et ne découvre rien de plus. M. Pétroz prescrit une potion de *bryone*, et, s'adressant à son confrère, M. le docteur Hurteaux, je crois, lui dit : « Que feriez-vous dans ce cas ? Vous prescririez sans doute une saignée, peut-être une application de sangsues ? — Je me garderais bien, répond M. Hurteaux, de conseiller aucune évacuation sanguine ; mais j'appliquerais immédiatement un large vésicatoire sur le point douloureux... — Un vésicatoire, réplique M. Pétroz, ne saurait exercer une influence fâcheuse sur la marche de la maladie. Je ne lui vois aucun inconvénient. En tout état de choses, il rassurerait la famille ; car c'est un moyen connu, usuel, sur lequel on fonde des espérances, parce qu'on lui suppose une prompte efficacité. Je ne m'oppose donc pas à cette application. »

» Une demi-heure après, en rentrant chez lui, M. Pétroz rencontre le domestique de M. G..., qui vient lui annoncer la mort de son maître, survenue subitement, avant que la double prescription eût pu être mise à exécution... »

« Deux mots maintenant, ajoute M. le Dr Crétin, sur les circonstances qui peuvent éclairer ce brusque dénoûment (1).

« M. G... était âgé de 65 ans, d'un tempérament lymphatico-bilieux, d'une constitution délicate, avec toutes les apparences, au moins dans les dernières années de sa vie, d'une diathèse tuberculeuse. A une date déjà éloignée, M. G... avait réclamé les soins de M. Pétroz pour un

(1) Qui a eu à Paris un certain retentissement et a prêté à plus d'un fâcheux commentaire.

eczéma chronique, disparaissant d'un point pour se reproduire sur un autre. Je n'ai pas besoin de vous dire que M. Pétroz ne prescrivit aucune application extérieure, et se borna à administrer, parmi les médicaments propres à modifier cette disposition constitutionnelle, ceux qu'il jugea les plus convenables. Le résultat se faisant trop attendre, M. G... perdit patience, et il réclama d'autres soins. Sous l'influence des traitements ordinaires, pommades diverses, médicaments à hautes doses à l'intérieur, l'eczéma disparut. Quelques années plus tard, M. G... vint de nouveau demander conseil à M. Pétroz pour une affection du larynx qui avait succédé à l'affection de la peau, mais qui résistait opiniâtrément à tous les pectoraux, à tous les dérivatifs connus. — L'affection de la membrane muqueuse était profonde; déjà elle s'était propagée aux bronches et jusqu'à leurs ramifications les plus saines, au sommet des deux poumons. Des râles gras, muqueux, abondants, se faisaient entendre aux deux sommets, notamment au sommet du poumon gauche, où ils étaient accompagnés d'un bruit de craquement significatif. J'ai moi-même constaté ces symptômes en auscultant M. G...., et, de plus, de l'expiration prolongée au sommet, des deux côtés, et, du côté gauche, en arrière et en avant, une matité relative très-appréciable. Enfin, l'expectoration était assez abondante, variant de coloration et de consistance, tantôt jaune citron, tantôt grisâtre, tantôt liquide, tantôt épaisse et adhérente.

» Sous l'influence des soins assidus de M. Pétroz, cette affection grave suivit une marche très-lente. M. G... vaquait à ses occupations, allait chaque année à la campagne. Une hygiène bien entendue, des précautions de chaque jour et de chaque instant, une vie régulière, secondaient puissamment les efforts de M. Pétroz, et les choses en fussent restées là peut-être longtemps encore, sans ce fatal refroidissement subi au sortir de Notre-Dame, le 17 janvier.

» Voilà, mon cher confrère, dans quelles circonstances M. G... fut brusquement atteint et non moins brusquement emporté. »

Ce fait est loin d'être unique dans les annales de la science, et je terminerai ici ce qui a trait à la *forme maligne* par emprunter à l'illustre Morgagni quelques courtes considérations et quelques remarquables exemples, documents bien dignes de trouver place à la fin de ce travail.

XXVII

« Je conçois bien moins encore, dit Morgagni (1), la raison pour laquelle les autres symptômes de cette maladie manquent aussi eux-mêmes en partie, et en partie sont si légers et si obscurs que, lorsque la mort inévitable est déjà imminente, la gravité du cas est à peine aperçue par les médecins, qui même ne la voient pas quelquefois alors, et ne la reconnaissent qu'après la dissection. Vous comprenez que je parle d'une chose de la plus grande importance, dont les caractères et les indices doivent être cherchés et examinés avec la plus scrupuleuse attention, afin que, si elle a lieu quelquefois, on puisse la reconnaître et la prévenir assez à temps. Plût à Dieu que Valsalva, de qui j'ai appris ce qu'il a dit le premier sur cet objet, en eût parlé aussi dans ses notes, et qu'il eût indiqué le danger par des signes... »

Obs. 16. — « Franç. Coralli de Bologne, déjà vieux, était retenu par une affection catarrhale, ordinaire aux hommes de cet âge, mais tellement légère en apparence, qu'il ne croyait pas qu'elle valût la peine qu'il fît appeler un médecin. C'est pourquoi il arriva par hasard que comme il songeait à sortir de chez lui le lendemain, et qu'il semblait aux gens de sa maison que c'était trop tôt, ceux-ci prièrent Valsalva de le voir en passant comme un homme qu'il connaissait et comme son ami, et de le détourner de ce projet. Celui-ci y alla donc le lendemain matin, et remarqua des symptômes qui, observés par lui dans certains autres cas analogues, avaient annoncé une mort prochaine contre l'attente des assistants. En conséquence, ayant tiré à part les gens de la maison, qui ne soupçonnaient rien de tel, il leur découvre aussitôt le danger, et quoique le malade n'éprouve dans la poitrine aucune douleur, soit gravative, soit pungitive, et même qu'il lui semble être assez bien, cependant il confirme qu'il est attaqué d'une inflammation du poumon, qui déjà ne laisse aucun espoir. Sa prédiction fut justifiée par l'événement; car la mort eut lieu dans l'espace de douze heures, ou plus tôt. D'ailleurs la dissection du cadavre confirma le diagnostic de la maladie.

(1) *De Sedibus et Causis morb rum* ; 21ᵉ lettre.

» *Examen du cadavre.* En effet, à l'ouverture de la poitrine, nous trouvâmes le lobe supérieur du poumon droit tuméfié, dur, engoué de sang. »

Voici l'observation du célèbre Vallisnieri :

OBS. 17. — « Dans cette *constitution épidémique des fièvres catarrhales,* Vallisnieri fut pris, le 12 janvier, de la maladie commune, qui régna d'une manière légère et salutaire presque pour tous, mais qui fut mortelle pour lui, quoique légère aussi en apparence, soit qu'il eût les poumons trop mous, soit qu'une matière visqueuse y abondât alors en grande quantité, soit aussi que, bien qu'il fût âgé de soixante-neuf ans, ayant néanmoins une vieillesse verte et vigoureuse, il fît peu de cas de la maladie à son commencement même, et plus d'une fois aussi dans ses progrès. En effet, cette affection était telle qu'elle semblait pouvoir être méprisée. Car (pour passer sous silence ce que j'appris de deux médecins qui l'avaient vu par hasard le second jour, l'un vers midi, et l'autre sur le soir, savoir que le pouls n'était presque point fébrile, et qu'il se trouvait même plus rare vers le soir, et pour ne vous raconter que ce que je vis et remarquai moi-même), étant allé le quatrième jour chez lui comme pour le féliciter de sa convalescence, et l'ayant trouvé assis sur son lit lorsqu'il avait déjà pris de la nourriture, je trouvai la face, la respiration, la force de la voix, et les autres fonctions de cette espèce dont on peut juger par la vue ou par l'ouïe, dans l'état où elles sont ordinairement sur un homme en bonne santé. Alors lui, qui était affable, me dit : « Vous voyez quelle a été ma maladie, et je n'ai pas besoin de me justifier auprès de vous, si je ne vous ai pas fait appeler pour cela. » Lorsque je me fus assis, comme il toussait quelquefois, je regardai la matière qu'il avait crachée facilement, et je vis qu'elle était assez cuite. Il me montra sa langue ; elle était un peu visqueuse et blanche. Il me tendit les bras ; les chairs étaient comme celles d'un homme en bonne santé, et le pouls égal, et d'une grandeur et d'une force modérées ; l'intervalle entre les pulsations était naturel, si ce n'est qu'il se trouvait quelquefois plutôt un peu trop long, de sorte que le pouls se rapprochait de la rareté. Voilà, comme je l'ai dit, l'état des choses le quatrième jour de sa maladie. Le lendemain, j'envoyai quelqu'un le saluer en mon nom ; celui-ci me rapporta qu'il était même plus gai, au point qu'étant assis sur son lit il dictait une lettre. Le sixième jour, bien que les affaires publiques du gymnase m'occupassent beaucoup, je voulus cependant voir mon ami le matin en passant. Mais voilà que je le trouve dans un état bien différent de celui où il était l'avant-veille. La face est décolorée, abaissée et abattue, la respiration difficile, la voix faible, languissante, et sortant pour ainsi dire d'un lieu profond ; la matière expectorée est très-peu abondante, un peu crue, et mêlée çà et là d'un sang d'une couleur sale. Mon esprit fut aussitôt frappé d'un aussi grand changement, et il le fut plus encore lorsque Vallisnieri me répondit, quand je lui demandai comment il se trouvait et pourquoi il était ainsi assis sur son lit à cette heure (car il était dix heures du matin, et la température était très-froide), qu'il se trouvait dans le même état et même mieux que l'avant-veille où je l'avais vu. Alors je lui dis : « Éprouvez-vous quelque sentiment de pesanteur ou de douleur, ou quelque chaleur dans la poitrine ? » Il me répondit positivement que non. Il ajouta seulement qu'il ressentait à la partie extérieure gauche de la poitrine ce malaise produit par la toux, que tout le monde ressent ordinairement, et que par conséquent il le méprisait ; que quoiqu'il fût tourmenté par la soif, comme il l'avait été souvent aussi les jours précédents, je ne soupçonnasse pas pour cela qu'il éprouvât aucune chaleur interne, attendu que le siége de sa soif était si peu dans les viscères, qu'il sentait que tout ce qu'il était obligé de boire d'aqueux était repoussé par l'estomac ; que ce siége n'était pas au-dessous de la gorge ; et qu'en effet celle-ci était assiégée par une matière visqueuse, qui lui faisait perdre aussi le goût de ce qu'il mangeait, ainsi que du vin, dont il disait avoir bu une très-petite quantité la veille, parce que la maladie était produite par une matière visqueuse. Quoique l'intelligence fût en bon état, comme vous le comprendrez d'après ces paroles, qu'il ne prononça cependant pas d'une manière continue, et quoique la langue, les chairs, et le pouls (si ce n'est que ce dernier se trouvait moins fort) fussent comme le quatrième jour, et qu'il confirmât lui-même que les urines, que je ne vis pas, avaient toujours été et étaient parfaitement bonnes, cependant, outre la qualité et l'extrême diminution de la matière expectorée, la respiration, la voix et la face, me donnaient de l'inquiétude de plus en plus et presque à chaque moment, au point que mon visage même trahit un peu ma douleur, quelque soin que je prisse de la cacher. Il me dit alors : « Que soupçonnez-vous ? en somme il faut s'en rapporter à ce pouls ; » or il touchait son carpe avec les doigts. Mais moi cependant qui n'ignorais pas que la nature est traîtresse dans certaines affections, et qui me souvenais fort bien de Coralli, j'éprouvais une crainte d'autant plus certaine qu'il ne sentait point la gravité de la maladie, et que quelques symptômes, entre autres les urines et surtout le pouls, ne s'accordaient pas avec d'autres mauvais signes. En effet, pourquoi celui-ci était-il plutôt rare que fréquent ? Je lui demandai donc si dans l'état

de santé il avait par hasard le pouls habituellement plus rare. Après
m'avoir dit que non, il ajouta qu'il avait commencé à l'avoir intermittent à sa soixantième année, comme c'est l'ordinaire d'un assez grand
nombre de vieillards, et que ces intermittences avaient cessé pendant
ces jours, ce qui était un indice de quelque mouvement un peu violent.
Je ne trouvai que cet état du pouls et la soif comme symptômes de
quelque fièvre dans une maladie qui était déjà avancée au point que
dans l'espace de vingt-quatre heures à partir de ce moment elle emporta
un homme bien digne d'une vie beaucoup plus longue.

» Ne vous étonnez pas si par hasard vous recevez ici de moi quelque
chose qui diffère un peu de ce qui a été rapporté dans la vie de Vallisnieri. En effet, les médecins avec lesquels il était lié d'amitié, ainsi que
son épouse qui l'aimait tendrement et ses excellents enfants, avaient été
attaqués pendant ce temps-là les uns après les autres de la *fièvre épidémique*; de sorte que comme ils gardaient tous le lit dans ces derniers
jours, ils ne purent pas donner à l'illustre et savant écrivain de sa vie
une connaissance assez exacte de ce que je vis et de ce que j'observai
moi-même. Dans cet état de choses, je m'occupai aussitôt de faire
appeler les médecins les plus expérimentés, pour savoir si, par hasard,
ils voyaient autrement que moi, et si un malade d'un aussi grand
mérite pouvait encore être sauvé par quelque moyen. Et, plût à Dieu
que je me fusse trompé moi-même! Mais c'en était déjà fait, et tous les
symptômes continuaient toujours à empirer même plus manifestement;
la face étant déjà devenue absolument telle qu'elle est ordinairement sur
un cadavre, la respiration se trouvant plus difficile, enfin les crachats
s'étant entièrement supprimés. Cependant (tel était le caractère de cette
maladie trompeuse) le malade répondit lui-même à l'un des médecins
qui revint vers le soir et qui lui demandait ce qu'il faisait, qu'il se trouvait mieux. Et quoiqu'il eût été tourmenté toute la nuit par le râle et
par une grande difficulté de respirer, à peine enfin reconnut-il le matin,
très-peu d'heures avant de mourir, lorsque le pouls était déjà devenu
fréquent et petit, que la maladie lui en avait imposé, ce qu'il avoua
avec franchise, selon son habitude, à ceux qui étaient présents. C'est de
ces derniers que j'appris moi-même ces détails; car, dès que je vis
que la perte de mon collègue et de mon intime ami était inévitable,
et même déjà très-prochaine, je ne pus rester à cause de ma
douleur. J'aurais encore bien moins assisté à la dissection du cadavre si
elle eût été faite, quoiqu'il ne fût point douteux, ni pour moi, ni pour
les médecins savants qui le visitèrent après moi, qu'il n'eût été emporté
par une inflammation du poumon d'autant plus pernicieuse, qu'elle se

développe d'une manière plus latente et plus cachée, de sorte que lorsqu'on put enfin la reconnaître, il ne fut pas possible de la guérir. »

« Ceci doit porter davantage les médecins à noter soigneusement les symptômes d'une maladie très-insidieuse, toutes les fois qu'elle a lieu, pour voir si, par hasard, il se trouve quelque caractère qui se joigne constamment, ou du moins plus fréquemment à l'affection, lorsque déjà elle commence d'une manière très-cachée. Car quoique les signes qui accompagnent la maladie, après qu'elle est tout à fait confirmée, ne soient pas non plus sans utilité, non-seulement pour que nous ne nous laissions pas tromper par la confiance du malade et par quelques indices qui ne seraient pas mauvais, mais encore pour que nous prédisions que la mort est imminente, cependant il est beaucoup plus utile de reconnaître le danger caché, s'il ne se présente aussitôt de lui-même, et d'attaquer la maladie dès le principe. »

XXVIII

Nous conclurons en peu de mots :

1. La *grippe* est une *maladie essentielle*, épidémique, distincte de la bronchite ou du rhume et du catarrhe suffocant ; variable par ses *formes*, et sous le rapport de ses *affections*.

2. La *fausse péripneumonie* n'est point une maladie essentielle, mais une affection propre à la grippe, *aux formes graves* de cette maladie.

3. La grippe de forme grave, insidieuse dans ses caractères, abandonnée à elle-même, se termine fort souvent d'une manière fatale.

4. Le traitement ordinaire de la fluxion de poitrine (par les saignées et l'émétique) appliqué à la pneumonie de la grippe

ne laissse pas que de donner une mortalité relativement assez grande.

5. Le traitement par la méthode de Hahnemann paraît, au contraire, exercer manifestement l'influence la plus salutaire sur cette maladie.

FIN

Paris. — Typ. Morris et Comp., rue Amelot, 64.

www.ingramcontent.com/pod-product-compliance
Ingram Content Group UK Ltd.
Pitfield, Milton Keynes, MK11 3LW, UK
UKHW022122070726
13613UKWH00003B/1211